NOTICE

SUR

L'EAU MINÉRALE

IODURÉE ET BROMURÉE

DE WILDEGG

(CANTON D'ARGOVIE),

PAR AIMÉ ROBERT,

DOCTEUR-MÉDECIN, PRÉPARATEUR D'ANATOMIE CHIRURGICALE ET PATHOLOGIQUE DE LA FACULTÉ DE MÉDECINE DE STRASBOURG, MEMBRE DE LA SOCIÉTÉ DE MÉDECINE DE LA MÊME VILLE, DE CELLE D'ÉMULATION DU JURA, DE LA SOCIÉTÉ PHRÉNOLOGIQUE DE PARIS ET DE LA SOCIÉTÉ LITTÉRAIRE DE SILÉSIE.

DEUXIÈME ÉDITION.

STRASBOURG,

E DE G SILBERMANN, PLACE SAINT-THOMAS, 3.

1847.

TABLE DES MATIÈRES.

NOTICE

SUR

L'EAU MINÉRALE

IODURÉE ET BROMURÉE

DE WILDEGG.

NOTICE

SUR

L'EAU MINÉRALE

IODURÉE ET BROMURÉE

DE WILDEGG

(CANTON D'ARGOVIE),

PAR AIMÉ ROBERT,

DOCTEUR-MÉDECIN, PRÉPARATEUR D'ANATOMIE CHIRURGICALE ET PATHOLOGIQUE DE LA FACULTÉ DE MÉDECINE DE STRASBOURG, MEMBRE DE LA SOCIÉTÉ DE MÉDECINE DE LA MÊME VILLE, DE CELLE D'ÉMULATION DU JURA, DE LA SOCIÉTÉ PHRÉNOLOGIQUE DE PARIS ET DE LA SOCIÉTÉ LITTÉRAIRE DE SILÉSIE.

DEUXIÈME ÉDITION.

STRASBOURG,

IMPRIMERIE DE G. SILBERMANN, PLACE SAINT-THOMAS, 3.

1847.

INTRODUCTION

DE LA SECONDE ÉDITION.

Plusieurs raisons m'ont engagé à céder aux demandes flatteuses de mes confrères, en publiant une seconde édition de cette notice imparfaite; d'abord la bienveillance aussi flatteuse qu'inespérée avec laquelle ils ont bien voulu accueillir la première, ensuite la confiance qu'ils ont accordée à mes paroles en expérimentant eux-mêmes l'eau de Wildegg dans les cas où je l'avais recommandée; et enfin la mort prématurée de mon estimable ami le docteur Otto, enlevé à la science au moment où il commençait à la servir, et dont la perte privera le public scientifique d'un ouvrage complet sur ce sujet.

J'ai cru devoir ajouter à la première édition quelques observations nouvelles, résultats de l'expérience de mes confrères et de la mienne. J'ai pensé augmenter l'intérêt de ce petit opuscule en donnant de nouvelles analyses de l'eau de Wildegg et en y ajoutant celles d'autres eaux minérales présentant quelques points d'analogie chimique avec celle-ci. Une d'entre elles, récemment découverte, offrira, à en juger par la richesse de ses principes minéralisateurs, un puissant agent thérapeutique: je veux parler de l'eau de Challes, près de Chambéry.

J'ai cru également combler une lacune qui existe dans la première édition, en publiant la notice géologique du terrain de Wildegg et en y ajoutant quelques extraits de celles de Baden en

Argovie et de Schinznach; ces sources étant peu distantes de celle qui nous occupe, ce parallèle augmentera, j'espère, l'intérêt scientifique de mon sujet au point de vue géologique.

Je saisis cette occasion pour remercier mes confrères de leur confiance, et je suis persuadé que ceux d'entre eux qui ont employé l'eau de Wildegg dans les cas indiqués et avec les précautions que j'ai recommandées eu égard au mode d'administration, ont obtenu les résultats annoncés.

Quant à moi, l'expérience n'a pu que me convaincre davantage de l'efficacité de ce puissant agent thérapeutique toutes les fois qu'il a été employé dans des circonstances opportunes et d'une manière rationnelle.

D'après ces résultats constants, il est à regretter que la source ne soit pas assez abondante pour permettre d'administrer cette eau sous forme de bains. Heureusement que dans le voisinage de Wildegg se trouve la source de Schinznach, dont l'action énergique se combine si bien avec celle de l'eau de Wildegg dans le traitement de certaines maladies, où ces deux eaux, administrées séparément, agissent avec moins d'efficacité. Nous citerons à ce sujet les lignes suivantes, extraites de l'ouvrage de M. le docteur AMSLER sur les eaux de Schinznach[1] :

« La découverte d'une source riche en iode faite « à Wildegg, a procuré un puissant remède auxi« liaire à la source thermale de Schinznach. Or, « Wildegg n'étant qu'à une petite lieue des bains, « il est facile, en tout temps, d'y faire venir de « cette eau minérale fraîchement puisée. Ces deux « sources, qui chacune contiennent des subs« tances médicales d'une efficacité avérée, telles « que l'iode, le brome, le soufre, présentent aux « médecins les remèdes les plus énergiques pour

[1] *Les bains de Schinznach en Suisse*, par J. J. AMSLER, docteur en médecine et en chirurgie. Arau, imprimerie de H. R. Sauerlænder. 1846.

« combattre les différentes affections scrofuleuses « et lymphatiques.

« Dans ces derniers temps on a obtenu les ré- « sultats les plus satisfaisants en employant les « deux sources minérales à l'intérieur, et l'eau « sulfureuse sous forme de bain[1].

« L'emploi simultané de l'eau thermale de « Schinznach et de l'eau iodurée de Wildegg « dans les différentes affections scrofuleuses, a « obtenu l'entière approbation de MM. les doc- « teurs Schœnlein, Locher-Zwingli de Castella et « d'autres médecins célèbres.

« M. le professeur Schœnlein emploie ces eaux « avec succès dans les formes secondaires et ter- « tiaires de la syphilis, et surtout dans les cas « où le traitement par le mercure n'est plus ad- « missible. »

M. Laué, propriétaire de la source de Wildegg, continue avec une louable et rare persévérance ses

[1] Loc. cit.

essais de forage poussés déjà à 244 mètres[1] de profondeur; plus que jamais il espère les voir bientôt couronnés de succès.

Malgré le peu d'abondance de la source et les frais de ce nouveau forage, il a bien voulu continuer à mettre à ma disposition, pour les pauvres et pour les hôpitaux, la quantité d'eau nécessaire aux malades que j'ai traités en ville et à ceux qu'on a bien voulu me confier dans les hôpitaux. Qu'il reçoive de nouveau par ma voix l'expression de la gratitude des malheureux qu'il a soulagés par tant de désintéressement.

Strasbourg, le 1er juillet 1847.

A. ROBERT, docteur-médecin.

1 Au moment de terminer ce travail, nous apprenons que le forage avance avec rapidité et qu'il a atteint une profondeur de 256 mètres.

AVANT-PROPOS.

Jusqu'à ce jour rien n'a encore été publié en France sur l'eau de Wildegg (canton d'Argovie, entre Arau et Schinznach). Sa composition chimique, ses propriétés thérapeutiques n'ont pas encore attiré l'attention des chimistes français ni celle des praticiens. Cependant cette source, découverte depuis plusieurs années (1838), ne méritait pas une pareille indifférence. Son analyse que nous soumettons à nos lecteurs suffira pour prouver combien son action est grande, et de quel précieux agent thérapeutique on a été privé jusqu'à présent dans différents groupes de maladies.

C'est aux agréables relations que j'ai eues avec mon ami et estimable confrère, M. le docteur Otto, de Bâle, que je dois d'avoir été à même d'employer cette eau.

Depuis cinq ans bientôt que M. le docteur OTTO m'a communiqué ses observations avec le mode d'administration, je l'ai employée, je ne dirai pas avec défiance, mais avec un contrôle sévère des effets que j'en obtenais, voulant me tenir en garde contre les résultats vraiment étonnants que mon confrère en avait obtenus. Pour qu'on ne puisse pas m'accuser d'engouement, j'ai voulu vérifier les observations qu'on m'avait communiquées; j'ai voulu constater plusieurs fois les mêmes effets avant de les attribuer à la même cause. Pendant les traitements que j'ai fait subir à différents malades avec l'eau de Wildegg, j'ai exclu toute autre médication pour que rien ne puisse jeter le moindre doute sur son action thérapeutique. Elle seule a été exclusivement employée, tant à l'intérieur qu'à l'extérieur. La plupart de mes observations cadrent assez bien avec celles de M. le docteur OTTO; cependant, dans certains cas, les résultats sont un peu différents.

Je viens d'expliquer les motifs qui m'ont engagé

à retarder cette publication; je crois avoir agi dans cette circonstance comme doit le faire tout médecin consciencieux qui ne veut pas s'exposer à voir démentir par l'expérience d'heureux résultats enregistrés trop prématurément. Je puis donc à présent, sans crainte d'être démenti par l'avenir, soumettre à mes confrères quelques observations assez intéressantes et dont les résultats se sont maintenus depuis plusieurs années.

J'ai cru être utile aux praticiens en publiant ce petit travail, résultat de mes observations et de celles de M. le docteur OTTO. Les plus intéressantes m'ont été communiquées par lui, et son caractère honorable me les fait prendre comme miennes. Au reste, si des autorités, non plus consciencieuses mais plus connues, étaient nécessaires, nous pourrions étayer notre opinion de celle de M. le professeur SCHOENLEIN, médecin du roi de Prusse et professeur de clinique interne à Berlin. Ce praticien distingué emploie depuis quelques années cette eau avec le plus grand succès.

Espérons qu'à ce double titre nos confrères voudront bien accueillir avec indulgence un travail très-imparfait, très-incomplet il est vrai, mais qui réclame l'indulgence en considération du but d'utilité pratique qui l'a fait entreprendre dans un pays où les maladies scrofuleuses font tant de victimes.

A. Robert, D. M.

NOTICE

SUR

L'EAU MINÉRALE DE WILDEGG.

Situation de Wildegg.

Wildegg est un hameau situé dans une des plus belles contrées de la Suisse, entre Aarau et Brugg, dans la riante vallée de l'Aar, au pied d'une colline sur laquelle s'élève le château de Wildegg, d'où l'on a une vue étendue et magnifique.

La rivière de l'Aar, qui traverse le Jura depuis Wildegg jusqu'à Brugg, détache de la chaîne principale la partie de montagnes qui s'étend à une distance de plus de quatre lieues de Wildegg à Baden, et qui va s'effacer près de Regensberg dans le canton de Zürich.

Les environs de Wildegg sont des plus beaux, le climat est doux et salubre, la végétation est riche et vigoureuse, et les habitants sont sains et robustes.

Wildegg est à deux lieues de Brugg et d'Aarau, à une lieue des bains de Schinznach, à trois lieues des eaux thermales de Baden (Argovie), et à deux lieues des sources minérales de Birminstorf et de Mühligen.

Découverte de la source.

La source minérale iodurée de Wildegg fut découverte à la suite d'une série de sondages artésiens, exécutés de 1832 à 1858, par M. J. F. LAUÉ, et entrepris dans le but de trouver des eaux jaillissantes.

Dans un de ces sondages, lorsqu'on eut atteint la profondeur de 106 mètres, on a pour la première fois analysé les déblais retirés par la sonde. Ces déblais s'étant trouvé contenir considérablement de parties salines, on a continué les travaux, et on a fini par atteindre la source à la profondeur de 110 mètres.

L'eau montée à la surface par le tuyau éprouvette montra un poids spécifique de 1,012, et en poursuivant le forage, la source ne changea pas jusqu'à une profondeur de 117 mètres, qui ne fut point dépassée.

Une première analyse ayant constaté que cette eau contenait une proportion considérable d'iode, M. J. F. LAUÉ a voué tous ses soins à séparer la source minérale d'une autre source d'eau douce qui se trouve dans le même forage à une profondeur de 22 mètres. Ce travail long et pénible a présenté bien des difficultés.

Actuellement l'eau minérale est puisée à la surface par une pompe aspirante et foulante dans un tuyau d'ascension de 114 mètres; ce tuyau est en étain et il descend jusqu'au fond du sondage pour prendre l'eau à l'endroit même de la source.

Température de la source [1].

La température de l'eau minérale retirée est de 11,2 degrés centigrades, tandis que le thermomètre à maximum, descendu jusqu'au fond du sondage marque 15,6, degrés centigrades. Si nous admettons 10 degrés centigrades pour la température moyenne de Wildegg, nous avons une augmentation de 1,5 degrés sur 32 mètres, tandis qu'à Grenelle on n'a trouvé sur 32 mètres qu'une augmentation de 1 degré.

Dans le nouveau forage le thermomètre à maximum, descendu à différentes reprises jusqu'à la profondeur de 240 mètres, a montré une température de 21,4 degrés centigrades, ce qui fait également une augmentation de 1,5 degrés sur 32 mètres. Cette différence d'augmentation de température du puits de Grenelle avec celle des sondages de Wildegg est très-remarquable et digne d'attention.

Détails géologiques.

Le sondage où se trouve la source minérale, exécuté dans l'étage moyen du terrain jurassique, traversait toujours une assise de calcaire, sans que l'on ait trouvé aucune trace de gypse, ni de marne.

[1] D'après les dernières observations faites avec le thermomètre, depuis qu'on a atteint la profondeur de 256 mètres, la température augmente de 1[illegible] degrés centigrades sur 16 mètres.

Un nouveau sondage exécuté depuis, à la recherche d'une nouvelle source minérale dans le même terrain jurassique moyen, et qui est déjà à une profondeur de 244 mètres, n'a également traversé qu'une puissante assise de calcaire, sans que l'on ait rencontré ni pétréfaction, ni gypse, ni marne.

A Wildegg, la pierre calcaire du terrain jurassique est au point de s'effacer et la molasse commence à s'étendre vers le sud à une grande distance. Vers le nord, jusqu'à un quart de lieue de Wildegg, toutes les couches calcaires qui se montrent à la surface, appartiennent à l'étage moyen du terrain jurassique. Plus loin et jusqu'aux bains de Schinznach l'on trouve la couche des masses dans l'ordre suivant :

Minerai de fer pisiforme (*Bohnerz*).
Calcaires coralliens (*Corallgruppe*).
Calcaires et marnes oxfordiennes (*Oxfordgruppe*).
Oolithes (*Oolithgruppe*).
Lias (*Liasgruppe*).
Keuper (*Keupergruppe*).
Muschelkalk (*Muschelkalkgruppe*).

N. B. Il existe deux indications sur la température des puits de Grenelle :

L'une donne une augmentation de 1 degré sur 52 mètres, et l'autre une augmentation de 1 degré sur 29,6 mètres.

ANALYSES COMPARATIVES

DES EAUX DE WILDEGG, D'ADÉLAIDE, KREUZNACH, SALINS, SCHINZNACH, BADEN, CHALLES, SOULTZ, NIEDERBRONN, ROTHENFELS ET SOULTZMATT.

Eau de Wildegg analysée par Laué.

Un litre d'eau contient :

Principes volatils.	
Acide carbonique, centimètres cubes......	98,5
Principes fixes.	Grammes.
Iodure de sodium........................	0,0284
Bromure de sodium.......................	0,0130
Chlorure de sodium......................	10,4475
Chlorure de potassium...................	0,0052
Chlorure de calcium.....................	0,2579
Chlorure de magnésium...................	1,6213
Chlorure d'ammonium.....................	0,0064
Chlorure de strontium...................	0,0199
Sulfate de chaux........................	1,8454
Nitrate de soude........................	0,0442
Carbonate de chaux......................	0,0760
Carbonate de fer........................	0,0080
Carbonate de manganèse..................	traces
Silice..................................	0,0040
	14,3772

Eau de Wildegg analysée par M. Hepp, *pharmacien en chef de l'hôpital civil de Strasbourg.*

1000 gr. d'eau renferment 13 gr, 480 de matières solides.

Oxide potassique........................	0,478
» sodique.............................	3,570
» calcique............................	1,088
» magnésique..........................	0,407
» ferreux.............................	0,035
Acide sulfurique........................	1,618
Chlore..................................	5,767
Brome...................................	0,008
Iode....................................	0,030
Silice..................................	0,048
Total....	13,044

Eau de Wildegg analysée par BRUNNER, *professeur de chimie à Berne.*

Un litre d'eau contient :	Grammes.
Iodure de sodium	0,0296
Bromure de sodium	traces
Chlorure de sodium	10,3004
Chlorure de calcium	0,7325
Chlorure de magnésium	1,8929
Sulfate de chaux	1,5567
Carbonate de chaux	0,0423
Carbonate de fer	traces
	14,5544

Eau de Wildegg analysée par le docteur LÖWIG, *professeur de chimie à Zürich.*

Un litre d'eau contient :	Grammes.
Iodure de sodium	0,0393
Bromure de sodium	0,0008
Chlorure de sodium	9,8000
Chlorure de potassium	0,0058
Chlorure de calcium	0,3667
Chlorure de magnésium	1,6130
Sulfate de chaux	1,7690
Carbonate de chaux	0,0830
Carbonate de fer	0,0005
	13,6781

Eau de Wildegg analysée par Bauer, *à Berlin.*

Un litre d'eau contient :	Grammes.
Iodure de magnésium	0,02519
Bromure de magnésium	0.00224
Chlorure de sodium	7,74043
Chlorure de calcium	1,59443
Chlorure de magnésium	1,16780
Chlorure de strontium	0,04260
Chlorure d'ammonium	0,02604
Sulfate de potasse	0,05306
Sulfate de soude	1,67156
Nitrate de soude	0,07714
Acétate de magnésie	0,01999
Carbonate de magnésie	0,14251
Carbonate de fer	0,00460
Cabonate de manganèse	0,00062
Silice	0,02385
	12,59206

Eau d'Adélaïde analysée par Bauer, *à Berlin.*

Un litre d'eau contient :	Grammes.
Iodure de sodium	0,026042
Bromure de sodium	0,053255
Chlorure de sodium	4,941094
Chlorure de potassium	0,032031
Sulfate de potasse	0,001142
Acétate de potasse	traces
Carbonate de soude	0,910473
Carbonate d'ammoniaque	0,015666
Carbonate de barite	0,000421
Carbonate de strontiane	0,006732
Carbonate de chaux	0,081646
Carbonate de magnésie	0,051743
Carbonate de fer	0,002109
Carbonate de manganèse	0,000210
Alumine	0,002884
Silice	0,033361
	6,158809

Eau de Kreuznach, analysée par LIEBIG.

Un litre d'eau contient :

Chlorure potassique	0,116604000
» sodique	8,750684160
» lithinique	0,009000000
» calcique	1,593232440
» magnésique	0,030183000
Bromure sodique	0,036864000
Iodure sodique	0,000385740
Carbonate de magnésie	0,162134880
» strontiane	0,082021200
» baryte	0,035930400
» fer	0,023922600
» manganèse	0,001147980
Alumine	0,002583840
Silice	0,037674360
	10,882368600

Eaux mères de Kreuznach, analysées par OSANN.

Un litre d'eau contient :

Bromure calcique	241,20
Chlorure calcique	92,90
Bromure magnésique	4,80
Iode	1,80
Chlorure potassique	8,00
Chlorure sodique	12,80
Eau	638,50
	1000,00

Eaux mères de Salins (Jura).

Deux médecins de Salins, MM. Mourcet et Matuzewitz, ont eu l'idée d'employer les eaux de Salins dans le traitement des maladies scrophuleuses ; l'analyse qui en a été faite prouvera tout le parti qu'on pourrait en tirer, soit à l'intérieur, soit en bains, si l'esprit français ne repoussait pas tout ce qui n'est pas étranger ; cette eau, sans contredit, pourrait rivaliser avec celle de Kreuznach, dont l'Europe entière est tributaire.

Analyse des eaux mères de Salins (Jura), *par* M. Favre, *et renouvelée par* MM. Dumas *et* Pelouze.

Sur 1,000 grammes d'eau on a trouvé :	Grammes.
Chlorure de sodium	157,98
» de magnésium	31,75
» de potassium	31,09
Bromure de potassium	2,70
Sulfate de soude	64,17
» de magnésie	19,89
» de potasse	10,14
Eau	682,28
Total	1,000,00

Eau de Schinznach, analysée par le docteur LÖWIG, *professeur de chimie à Zurich.*

Un litre d'eau contient :

	Centigr. cubes.
Hydrogène sulfuré	63,544
Acide carbonique	94,522
Azote	traces.

	Grammes.
Chlorure de sodium	0,870
Chlorure de potassium / Chlorure d'ammonium	0,011
Sulfate de soude	0,160
Sulfate de chaux	0,850
Sulfate de magnésie	0,357
Carbonate de chaux	0,189
Carbonate de magnésie	0,011
Alumine	0,008
Acide silicique	0,015
	2,471

(On avait trouvé au total .... 2,480).

De plus : Sulfure de calcium.
Fluorure de calcium ?
Iodure de sodium.
Bromure de sodium.

Eau de Baden (Argovie), *analysée par le docteur* Löwig, *professeur de chimie à Zurich.*

1000 grammes à 10 degrés centigrades, renferment:

Sulfate de chaux	1,41418
Sulfate de soude	0,29800
Sulfate de magnésie	0,31800
Chlorure de sodium	1,69820
Chlorure de potassium	0,09262
Chlorure de calcium	0,09362
Chlorure de magnésium	0,07375
Bromure de magnésium	traces
Iodure de magnésium	traces
Carbonate de chaux	0,33854
Carbonate de magnésie	0,01992
Fluorure de calcium	0,00209
Carbonate de strontium	0,00066
Chlorure lithinique	traces
Phosphate d'alumine	0,00086
Silice	0,00096
Matière organique	traces
	4,35140

GÉOLOGIE.

Les couches de la chaîne du Jura qui entourent Baden se composent de:

Calcaires coralliers.
Calcaires et marnes béfordiennes.
Oolithes.
Keuper
Muschelkalk.
Des formations tertiaires de minerai de fer pisiforme.
Molasse.
Productions diluviennes.
Productions alluviennes.

Eau de Challes, analysée par M. O. Henry[1].

Un litre d'eau contient

Principes volatils.

Azote		traces légères

Principes fixes.

		Grammes.
Iodure de potassium		0,0198
Bromure de sodium évalué		0,0200
Chlorure de sodium		0,1628
Chlorure de magnésium		0,0200
Sulfure de sodium		0,5900
Sel cristallisé	1,802	
Carbonate de soude anhydre		0,2754
Sel cristallisé	0,684	
Sulfate de soude anh. / Sulfate de chaux, peu	Sel cristallisé, 0,324	0,1460
Silicate de soude		0,0820
Carbonate de chaux		0,0860
Carbonate de magnésie		0.0600
Carbonate de strontiane		0,0200
Phosphate d'alumine et de chaux / Silicate d'alumine et de chaux		0,1160
Sulfure de fer et de manganèse		0,0030
Glairine rudimentaire (matière organique azotée)		0,0442
Soude libre		sensible
Perte		0,0650
		1,7102

[1] *Nouveau recueil de faits et observations sur les eaux de Challes en Savoie*, par le docteur Domenget. Chambéry, imprimerie de Puthod. 1845.

Eau de Soultz, analysée par Persoz *et* Kopp.

Un litre d'eau contient:	Grammes.
Acide carbonique libre	0,036
Bicarbonate de chaux	0,431
Sulfate de chaux	0,278
» de soude	0,267
» de magnésie	0,200
Sel marin	3,189
Bromure potassique	0,009
Iodure potassique	0,003
Silice	0,004
	4,417

Analyse de l'eau de Niederbronn, faite en 1833 *par* M. Robin[1].

Sur un litre d'eau	Grammes.
Muriate de soude	3,1582
» de chaux	0,7849
» de magnésie	0,2242
Sulfate de magnésie	0,1135
Total	4,2808

Sels tenus en dissolution par l'acide carbonique.

	Grammes.
Carbonate de protoxide de fer	0,0089
» de chaux	0,2420
» de magnésie	0,0062
Total	4,5379
Carbonate de manganèse	traces.
Total des sels solubles	4,2808
Conséquemment	
De principes fixes par litre d'eau	14,5379

[1] Nous avons oublié de joindre à ces différentes analyses celle des eaux de Châtenois, près Sélestat; qu'il suffise de dire que, d'après l'analyse de M. Persoz, les deux sources contiennent en substances fixes: celle de M. Bininger, 4,130; celle de M. Buckel, 4,214.

Analyse de l'eau de Rothenfels (duché de Baden) *sur une livre badoise d'eau.*

	Grains.
Carbonate de fer	0,00405
» de manganèse	traces.
» de magnésie	0,01390
» de chaux	0,05570
» de soude	0,01520
Chlorure sodique	1,63225
» calcique	0,17365
» magnésique	0,07045
» potassique	0,05895
Sulfate sodique	0,05085
» magnésique	0,01230
» calcique	0,11035
Hydrate de silice	0,00245
Phosphate calcique	traces.
Bromure de manganèse	traces.
Hydrate d'alumine	traces.
Acide sulphydrique	traces.
Acide crénique	traces.
	2,20010

Analyse quantitative des eaux de Soultzmatt, par MM. PERSOZ *et* COZE [1].

Eau n° 1.

1000 grammes renferment :

	Grammes.
Acide sulfurique	0,071
» hydrochlorique	0,041
» carbonique	2,38
Chaux	0,198
Magnésie	0,138
Soude	0,640
Potasse	0,072

20 litres d'eau n° 1 évaporés, ont donné pour résidu 46 grammes de matière saline.

Eau n° 6.

1000 grammes renferment :

	Grammes.
Acide sulfurique	0,065
» hydrochlorique	0,037
» carbonique	2,169
Chaux	0,178
Magnésie	0,129
Soude	0,556
Potasse	0,067

20 litres d'eau n° 6 évaporés, ont donné un résidu de 41 grammes.

[1] Extrait de la *Notice sur les eaux minérales de Soultzmatt*, par J. F. RAMEAUX, docteur en médecine et ès sciences, Strasbourg, imprimerie de G. Silbermann. 1838.

En examinant attentivement les analyses de l'eau de Wildegg, et en réfléchissant aux nombreuses combinaisons que peuvent produire leurs principes minéralisateurs, on ne peut douter de son importance dans le traitement des différentes formes des affections scrophuleuses. On a pu voir, d'après les analyses comparatives de différentes eaux que nous avons mises sous les yeux de nos lecteurs, que l'eau de Heilbronn (*Adelheidwasser*) est une eau alcaline qui contient du gaz hydrogène carboné libre (*Kohlenwasserstoff*, carbure d'hydrogène).

1000 parties de cette eau contiennent à peu près 6 parties de substances fixes, tandis que la même quantité de celle de Wildegg en contient 14. Celle-ci ne contient point de carbonates alcalins, mais, par contre, une quantité considérable d'acide carbonique, de carbonate de fer et de chlorures. Il est donc évident que ces deux eaux minérales, malgré leur identité sur certains points, malgré leurs indications générales analogues, répondent cependant à des indications particulières très-différentes.

Toutes deux elles auront principalement à combattre les affections scrophuleuses; mais, tandis qu'on doit opposer l'eau d'Adélaïde à toutes les diathèses inflammatoires, aux constitutions irritables, on doit se servir de l'eau de Wildegg pour remédier à toutes les formes de cette maladie siégeant dans une constitution torpide, qui réclame une médication tonique à côté de l'agent antiscrophuleux.

J'essaierai donc, d'après les nombreuses observations

que j'ai faites, d'indiquer les cas dans lesquels on doit employer l'eau de Wildegg.

L'action de l'iode sur l'organisme a, comme on le sait, une grande analogie avec celle des préparations mercurielles. Ces deux puissants modificateurs de l'organisme agissent comme *dissolvants*, en diminuant la plasticité du sang; ils rendent l'absorption plus facile, de là l'amaigrissement qui suit leur usage, lorsqu'ils ne rencontrent point dans l'économie une production pathologique, goître, tumeur strumeuse, etc., sur laquelle puisse se perdre leur force dissolvante. L'action de l'iode, comme celle du mercure, se porte d'abord sur le système glandulaire, et c'est sur ces organes qu'il exerce ses ravages si, comme nous venons de le dire, il ne rencontre un produit pathologique destiné à être absorbé par l'effet de son action spécifique, c'est-à-dire, si ce médicament est employé sans discernement et dans des circonstances inopportunes. Que de femmes ont perdu un des charmes de leur sexe par l'abus ou l'emploi intempestif de préparations iodées. Il ne faut pas, il nous semble, faire disparaître, presque sans espoir de retour, des organes qui contribuent tant à la beauté de la femme dans le seul but de corriger un engorgement thyroïdien peu considérable quelquefois, et dont la résolution peut s'opérer spontanément ou par des moyens moins énergiques. L'action de l'iode sur l'homme est bien moins à craindre pour les organes distinctifs du sexe. En effet, pendant que ce sont chez les femmes les glandes mammaires qui subissent le plus vite l'action de ce médiment, ce sont bien aussi les testicules chez l'homme qui sont les premiers et les plus profondément affectés, mais après un usage beaucoup plus long et des doses beaucoup plus fortes.

Un des grands avantages qui, dans une foule de maladies, doit faire préférer l'iode au mercure, c'est qu'on n'a rien à craindre d'une dyscrasie iodique, et que les suites fâcheuses qui peuvent résulter d'un usage trop prolongé ou trop actif de ces préparations, ne se manifestent ordinairement qu'après un temps très-long, et qu'elles affectent un caractère nerveux qui les rend beaucoup plus faciles à combattre que celles résultant de l'abus ou de l'usage intempestif du mercure. La nature nous a indiqué le moyen le plus convenable et le moins dangereux d'administrer l'iode, en l'unissant à une quantité égale de brome (corps dont l'action a tant d'analogie avec celle de l'iode), et en le combinant avec différents autres corps; ces différentes combinaisons sont caractérisées par les carbonates alcalins ou par une grande quantité de chlorures et d'acide carbonique.

Je répète que la nature nous offre dans les différentes eaux minérales iodo-bromurées des agents thérapeutiques puissants, répondant à la même grande classe de maladies, mais strictement opposées d'après les différentes combinaisons de leurs principes minéralisateurs, à telles ou telles constitutions morbides.

Je dois faire remarquer ici que plusieurs eaux minérales qui contiennent l'iode et le brome réunis, les contiennent dans des proportions égales.

Dans 1000 grammes, les eaux minérales suivantes contiennent :

Eau de Hall (Autriche).	32 milligr. iode	et	12 milligr. brome.	
— de Wildegg.......	24	—	10	—
— d'Adélaïde........	22	—	9	—
— de Challes........	5	—	1	—
— de Kreuznach	0,015	—	7	—

NB. On ne connaît aucun procédé pour séparer le chlore du brome, et ce dernier a été estimé d'après des réactions comparatives.

Nous convenons que ce mode de déterminer le brome laisse à désirer, et il est probable que les eaux minérales susmentionnées contiennent une plus grande quantité de brome qu'il n'est indiqué.

L'eau de Wildegg est indiquée dans toutes les formes de la scrophule; un état inflammatoire seul en contre-indique l'usage, ainsi que quelques cas rares d'irritation nerveuse très-prononcée. Dans ce cas nous préférons employer l'eau d'Adélaïde.

Nous allons maintenant, bien que l'usage de l'eau de Wildegg soit indiqué dans toutes les formes de scrophule, indiquer celles où elle nous a le mieux réussi; nous avons pu, par une série d'observations réitérées, constater des résultats identiquement heureux.

Ces différentes formes de scrophules sont les suivantes :

Dans l'engorgement des glandes superficielles et de celles de l'appareil digestif (carreau).

Dans les engorgements scrophuleux de tous les organes glanduleux.

Dans les affections scrophuleuses et chroniques des yeux, des oreilles, des muqueuses nasale et buccale.

Dans certains engorgements non scrophuleux d'organes glanduleux (goître, sarcocèle, hépatite, etc.); des glandes salivaires, des amygdales, des glandes lacrymales, du pancréas, du foie, de la prostate, des ovaires et du sein.

Dans l'atonie des organes génitaux des deux sexes.

Dans les affections chroniques blennorrhéiques de toutes les muqueuses, de celles des organes respiratoires, digestifs, urinaires et vaginaux surtout.

Nous avons également obtenu les plus grands succès de l'emploi de cette eau dans les blennorrhées de la conjonctive et dans celles du canal auditif avec boursouflement de la muqueuse.

Dans l'helminthiasis nous avons aussi pu enregistrer d'heureux résultats, soit par l'évacuation des vers, soit en modifiant l'état du tube digestif, et en annihilant par là les causes de leur développement.

Dans plusieurs cas de carie scrophuleuse nous avons obtenu des résultats prompts et heureux. Quelques cas d'otorrhée symptomatique d'une affection du conduit auditif osseux ont été guéris ou améliorés. Des surdités dépendant de la même cause et du bousouflement de la muqueuse ont entièrement disparu. On peut l'employer aussi dans la même infirmité lorsqu'elle dépend de l'engorgement des glandes voisines.

Dans les maladies nerveuses chroniques, lorsqu'elles ne sont pas accompagnées d'une disposition aux congestions cérébrales, ce moyen a parfaitement réussi.

La Prosopalgie a aussi été traitée avec succès, lorsqu'on pouvait disposer de la source pour les bains.

La chlorose est la maladie qui cède le plus facilement à l'emploi de cet agent, lorsqu'elle dépend d'une constitution scrophuleuse, torpide, et qu'elle est accompagnée de fleurs blanches.

L'aménorrhée et la disménorrhée ont presque constamment été traitées avec succès par cette eau; les résultats ont été marqués dans le premier mois même. D'autres personnes chez lesquelles la menstruation était presque nulle, ont vu leurs règles durer le double de jours et d'une manière très-abondante après un ou deux mois d'usage de cette eau.

Chez d'autres personnes sujettes à des métrorrhagies mensuelles par défaut de plasticité du sang, cette fonction s'est régularisée, le sang, de pâle, de liquide qu'il était, est devenu rouge, plastique, et ces personnes ont vu reparaître rapidement les roses de la jeunesse et la santé, qui ne pouvaient se faire jour sur un facies presque anémique.

Quelques cas de succès dans la syphilis et dans la goutte sont trop peu nombreux pour en tirer des conclusions.

Voilà ce qu'une expérimentation de quatre à cinq ans a pu me faire constater d'une manière certaine. Ces données, toutes générales, recevront bien certainement plusieurs modifications par la suite.

Je dois dire, en finissant d'énumérer les indications de l'eau de Wildegg, que les médecins des bains de Schinznach ont de beaucoup augmenté le nombre des guérisons de toutes les variétés d'affections scrophuleuses, depuis qu'ils mélangent l'eau de Schinznach avec celle de Wildegg pour l'usage interne. Ils prétendent même que l'activité de cette dernière se trouve considérablement augmentée par ce mode d'administration.

Les médecins de Baden (Suisse), qui n'ont jamais pu guérir les maladies scrophuleuses par l'emploi de ces eaux seules, obtiennent maintenant un plein succès dans le traitement de ces affections, depuis qu'ils emploient à l'intérieur l'eau de Wildegg pure ou mêlée à celle de Baden.

Il est à regretter que la source de Wildegg ne fournisse pas une quantité d'eau assez considérable pour qu'elle puisse être employée en bains [1].

Les succès éclatants qu'on a obtenus de ce mode d'administration, lors des premières années de la découverte de la source, alors que l'exportation de l'eau était presque nulle, augmentent les regrets de se voir privé d'un moyen aussi héroïque. Nous espérons que le second essai de forage dont M. Laué, propriétaire de la source, s'occupe en ce moment, remédiera à cet inconvénient.

La profondeur de 244 mètres à laquelle on est arrivé, la perspective d'un troisième essai de forage, ne découragent nullement cet honorable citoyen, animé d'un zèle désintéressé pour tout ce qui se rattache aux sciences.

[1] La source actuelle ne fournit que de 30,000 à 35,000 litres par an.

Je dois ici rendre publiquement hommage à la philanthropie de M. Laué, qui a bien voulu mettre à ma disposition, avec le plus grand désintéressement, toute l'eau qui m'a été nécessaire pour le traitement de différents malades pauvres qui n'auraient pu jouir sans cela des bienfaits de ce précieux moyen. De si nobles sentiments font honneur à celui qu'ils inspirent; ils doivent être divulgués. Qu'il me permette donc d'être ici l'interprète de la reconnaissance des malheureux auxquels il a rendu la santé et peut-être aussi l'existence.

MODE D'ADMINISTRATION DE L'EAU DE WILDEGG.

Le mode d'administration de cette eau ne peut être indiqué que d'après des règles générales, que nos confrères modifieront selon les cas et selon la constitution de leurs malades. Il est possible même que lorsqu'on aura mieux étudié et observé les effets de cette eau sur l'économie, il surgisse de cette investigation de nouvelles indications qui nous auraient échappé.

Je saurai donc gré aux médecins qui l'emploieront de vouloir bien me communiquer leurs observations, tant sur les cas que j'ai indiqués, que sur ceux auxquels ils l'auront appliquée.

Usage interne. La dose pour les enfants de deux à trois ans et au-dessous est de deux à quatre cuillerées à bouche par jour, une le matin, à jeun, et une autre à dix heures. Il est rare qu'on soit obligé d'aller à la troisième; je conseille même pour les enfants un peu délicats de l'administrer par cuillerées à café. La dose moyenne est donc de deux cuillerées à bouche dans la matinée.

Les enfants de trois à dix ans supportent très-bien de quatre cuillerées à un demi-verre, le matin; dose qu'on peut répéter le soir entre le repas.

Dès l'âge de dix ans on doit distinguer le sexe, et établir une différence dans la dose.

Aux garçons et aux adultes on peut faire prendre d'un à trois verres, et dans quelques cas de constitutions très-torpides, lourdes, robustes, mais non irritables, on peut aller jusqu'à une demi-bouteille.

Quant aux jeunes filles et aux femmes, il ne faut jamais aller au delà de trois verres; cette règle ne devra être transgressée que dans des cas d'urgence.

Je pense aussi, que, règle générale, on fera bien de faire prendre l'eau de Wildegg dans la matinée; il faut laisser à l'organisme le temps d'assimiler un agent aussi actif.

L'orsqu'on administre cette eau en petites quantités à des enfants ou à des personnes irritables, on fera bien de diviser la bouteille en 2 demi-bouteilles, car débouchée longtemps, elle se trouble et perd de ses qualités.

Notre ami et honorable confrère, M. le docteur F. OTTO, a pris lui-même à plusieurs reprises, pendant quelques semaines, une bouteille d'eau de Wildegg tous les matins à jeun, et il n'en a ressenti qu'un appétit considérable. C'est au reste le premier effet que nos malades nous ont signalé après quelques jours de son usage.

Usage externe. Dans les cas de blennorrhées d'organes accessibles par l'extérieur, l'eau de Wildegg est employée avec succès en lotions, injections et fomentations répétées plus ou moins souvent, d'après la gravité du mal et l'état atonique ou inflammatoire des parties.

L'expérience nous a fait apprécier quelques moyens de varier les effets de l'eau de Wildegg.

Ces mélanges sont pour le praticien d'une grande importance.

Pour l'usage interne et dans les cas où cette eau serait trop irritante, on la mélange avec du lait, de l'eau ou une légère décoction de feuilles de mauves, ou avec des véhicules analogues; il faut seulement avoir soin qu'ils ne contiennent ni amidon, ni acides.

M. le professeur SCHOENLEIN, dans les cas de chlorose et de scrophules avec un caractère très-torpide, administre cette eau minérale dans du café de glands de chêne.

Le lait sucré est aussi un très-bon véhicule pour les enfants surtout qui éprouvent de la répugnance à la boire pure.

Pour augmenter encore les effets du brome et de l'iode dans plusieurs maladies qui réclament un traitement très-énergique, l'eau de Wildegg est le véhicule le plus approprié aux préparations de ce genre; c'est surtout dans les maladies syphilitiques que l'iodure de potassium a été employé par nous de cette manière, et avec succès. Pour éviter les effets fâcheux que ce médicament produit quelquefois, je fais prendre une fraction de la dose d'iodure de potassium dans un verre d'eau de Wildegg.

Dans les blennorrhées des yeux, les otorrhées et les fleurs blanches nous avons obtenu les succès les plus complets et les plus prompts. Dans certains engorgements du col de la matrice nous avons d'abord employé l'eau à l'intérieur, puis en injections et en fomentations maintenues en contact avec le col à l'aide des gâteaux de charpie imbibés d'eau et renouvelés deux fois par jour; les résultats dans plusieurs cas de ce genre ont dépassé nos espérances.

Dans les caries scrophuleuses des injections doivent être faites à chaque pansement, et des fomentations continuelles doivent être appliquées sur la partie affectée, si son siége le permet.

Dans les cas où l'eau de Wildegg devrait être employée en bains de siége ou entiers, on peut la remplacer par l'eau de rivière mêlée d'eau mère de Kreuznach ou de toute autre qui contient du brome en grande quantité. Pour les enfants d'un an et au-dessous, dans un bain de 20 à 30 litres, on ajoute deux à trois verres d'eau mère de Kreuznach; pour des enfants de deux à dix ans, un verre de plus, et pour les jeunes gens de dix à vingt ans on peut aller jusqu'à un litre, dose qu'on ne doit jamais dépasser pour les femmes et les hommes à peau très-blanche et très-impressionnables ou à constitutions grêles et nerveuses. Les bains de mer, qui contiennent en proportion si peu d'iode et de brome, agissent de la même manière.

Quand on a l'intention d'effectuer une grande action tonique sur la peau, effet qu'on cherche toujours à obtenir dans l'affection scrophuleuse des glandes superficielles et les dermatoses, on fait faire aux malades, en les sortan du bain, une lotion d'eau de Wildegg à la température de l'air ambiant; nous n'avons eu qu'à nous louer de ce procédé.

Quant au régime que nous avons fait suivre à nos malades pendant l'usage de cette eau, il est identique à celui qu'on recommande aux personnes atteintes de ces affections: habillements chauds, alimentation substantielle sous un petit volume, etc.

Malheureusement notre système de douane en France prohibe les eaux mères de Kreuznach comme prévenues et convaincues de contenir du sel marin, ce qui prive le praticien, pour les pauvres et même pour les riches, d'un agent précieux qui serait à la portée de tout le monde, si le fisc n'étendait pas sa rapacité soupçonneuse jusque sur les choses qui doivent soulager l'humanité.

J'ai eu l'honneur, dans une des dernières séances de la Société de médecine de Strasbourg, de proposer qu'une demande soit faite à M. le ministre du commerce, pour l'abolition d'un droit aussi anti-humanitaire. Nul doute qu'il ne réponde favorablement à la Société qui s'est faite l'organe de droits aussi sacrés [1].

[1] Nous ne savons si depuis cette époque la commission nommée par la Société a fait son rapport; mais ce qu'il y a de certain, c'est que le sel de Kreuznach est toujours frappé des mêmes droits d'entrée, 44 fr. environ les 100 kil. Cet impôt ne pèse que sur les malades peu fortunés qui ne peuvent se rendre à Kreuznach, tandis que les riches seuls peuvent faire un voyage aussi coûteux.

Les scrophules invétérées sont très-difficiles à guérir, elles résistent souvent aux agents les plus actifs, et même après la guérison des symptômes extérieurs, il en reste toujours des cicatrices, des pertes de substance, le teint blafard, etc. C'est souvent la négligence des parents et quelquefois l'indifférence des médecins qui en ont la responsabilité. Cependant les symptômes de cette cruelle maladie apparaissent ordinairement dès la première année de la vie, et souvent il serait facile de conjurer ses ravages, si on modifiait l'organisme, en attaquant avec énergie des symptômes qui, quoique légers en apparence, insidieux au début, n'en portent pas moins dans l'économie les germes de la mort.

Le teint blafard, les dermatoses scrophuleuses, l'engorgement des glandes du col et de l'occiput, des blennorrhées, de la conjonctive et de la membrane pituitaire, des leucorrhées chez les petites filles, les otorrhées, le gonflement et la dureté de l'abdomen résultant de l'engorgement des glandes mésentériques, état pituiteux des voies digestives, l'helminthiasis qui en est la suite, tel est le cortége des symptômes qui peuvent facilement éclairer le médecin et les parents. Enfin l'hérédité qui joue un si grand rôle, le rôle presque exclusif dans la production de cette maladie, ainsi que l'a prouvé M. Lugol dans son excellent ouvrage[1], vient corroborer le diagnostic déduit des symptômes.

[1] *Recherches et observations sur les causes des maladies scrophuleuses*, par Lugol, médecin de l'hôpital de Saint-Louis; Paris 1844.

Ces raisons sont plus que suffisantes pour engager les parents à faire suivre à leurs enfants un traitement anti-scrophuleux dans un âge où la métarmorphose marche si vite, et où l'action de tout agent thérapeutique est toujours plus sûre, plus prompte et moins dangereuse pour l'organisme.

Ne vaudrait-il pas mieux, en effet, employer un traitement léger (comme nous l'avons indiqué dans l'observation n° 5), même dans les cas où, par erreur de diagnostic, il n'y aurait pas la moindre disposition scrophuleuse, que d'attendre l'établissement de la dyscrasie complète avec les résultats fâcheux qu'elle entraîne à sa suite? Ce traitement se fait chez soi, sans grands frais, sans dérangement, tandis que dans un âge plus avancé, il exige, en raison de la gravité des symptômes et des complications qui les accompagnent, une médication plus énergique, longue, moins certaine, sans compter les sacrifices de tout genre qui la rendent quelquefois impossible. Que ces préjugés d'incurabilité des affections scrophuleuses qui règnent encore dans le peuple, soient donc déracinés par les médecins éclairés et qu'ils ne se rebutent qu'après avoir essayé de toutes les armes pour combattre ce fléau des familles!

OBSERVATIONS.

OBSERVATION I.

Carie.

Un paysan, âgé de quarante ans, était atteint d'une carie du tibia; plusieurs médecins, pendant six ans, avaient traité cette affection par différentes méthodes qui toutes avaient échoué.

Ce malade avait même subi sans fruit plusieurs traitements aux bains de Schinznach, qui, tous les ans, guérissent tant d'affections de ce genre.

M. le docteur CHARLES AMSLER, à cette époque directeur de l'hôpital cantonal de Kœnigsfelden, eut alors l'idée de soumettre ce malade à l'usage extérieur de l'eau de Wildegg, qui déjà avait guéri plusieurs maladies de ce genre sous la direction du célèbre SCHOENLEIN, professeur de médecine interne à l'université de Zurich. Le malade ne pouvait faire avec sa jambe le plus petit mouvement. Les ulcères de l'os se trouvaient situés près de l'articulation du genou, et étaient faciles à constater à l'aide d'une sonde. Les parties molles étaient tuméfiées, irritées, et laissaient passage au pus par plusieurs ouvertures fistuleuses, qui portaient le cachet d'ulcérations consécutives à la carie.

M. le docteur CH. AMSLER employa donc l'eau de Wildegg sous forme de fomentations, appliquées et souvent renouvelées sur toutes les parties affectées. La persévérance du médecin, la patience du malade, et l'activité de l'agent qu'on employa, triomphèrent en trois mois de cette maladie, contre laquelle tout avait échoué. Cette guérison a trois ans de date, et M. le docteur AMSLER nous a assuré, il y a quelque temps, que le membre avait repris sa forme et son activité normales.

OBSERVATION II.

Blennorrhée scrophuleuse.

Un jeune homme de Bâle, de constitution scrophuleuse, était sujet, depuis son enfance, à des engorgements des glandes superficielles du col et à une blennorrhée des yeux.

Ces symptômes avaient disparu spontanément pendant quelques années qu'il passa à Bordeaux et en Italie; mais à vingt-huit ans, en revenant dans ses foyers, il traversa le Saint-Gothard pendant les fortes neiges. Arrivé chez lui, il se trouva de nouveau atteint d'une ophthalmie scrophuleuse des plus intenses, qui fut combattue par les moyens ordinaires, jusqu'à une légère blennorrhée près cependant, et une grande disposition à contracter des conjonctivites légères.

L'usage interne et externe de l'eau de Wildegg guérit complétement ce malade de ces accidents, et aujourd'hui, *trois ans et demi après la guérison*, il peut se livrer avec assiduité à ses occupations de négociant et d'artiste, sans jamais éprouver la moindre incommodité.

Il est essentiel de faire remarquer à ce sujet combien l'eau de Wildegg est un puissant modificateur de toutes les affections scrophuleuses. Ce jeune homme, comme presque tous les individus atteints de cette constitution, n'aimait que les aliments végétaux, et surtout les farineux, qui favorisent le plus le développement de la scrophule.

Tous les médecins qui emploieront l'eau de Wildegg avec les précautions indiquées plus haut, remarqueront qu'elle est un tonique puissant des fonctions digestives de l'estomac; non-seulement elle augmente l'appétit, mais elle en change en quelque sorte la nature, elle le régularise tout en l'excitant, elle agit comme un altérant spécial des fonctions digestives, elle fait disparaître certaines bizarreries du goût, et insensiblement les malades sentent le besoin de tirer leur alimentation des trois règnes de la nature.

Le jeune homme, sujet de notre observation, est une preuve de cet effet; c'est à cette eau qu'il doit en grande partie la santé dont il jouit. Il ne perdra jamais, peut-être l'aspect d'un scrophuleux; car cette maladie avait jeté des racines trop profondes dans son organisme avant l'usage de cette eau; mais au moins, avec le goût prononcé qu'il a maintenant pour une alimentation animale et tonique, il ne sera plus exposé à des accès d'inflammations scrophuleuses. Cet effet particulier de l'eau de Wildegg est généralement constaté par tous les médecins qui l'ont employée. Il n'est pas jusqu'aux femmes de la société, qui, avant, sobres à l'excès, ne peuvent s'empêcher de satisfaire un appétit des plus prononcés lorsqu'elles font usage de cette eau à l'intérieur.

OBSERVATION III.

Scoliose. — Déviation latérale de la colonne vertébrale.

L'année après la découverte de la source, en 1859, on s'aperçut dans une famille demeurant dans les environs, qu'un jeune garçon de huit ans était affecté d'une scoliose déjà assez prononcée.

Des antécédents malheureux et assez récents rendaient cette crainte plus fondée. La phthisie tuberculeuse, la coxarthrocace étaient venues naguère réclamer leurs victimes dans cette famille, la goutte et la scoliose très-développées y règnent encore. On voit donc qu'on regardait à juste titre cette déviation comme un symptôme scrophuleux.

On avait déjà demandé les secours à l'orthopédie exclusivement mécanique; mais on avait pu se convaincre par ses résultats négatifs, combien un pareil moyen est illusoire dans un cas semblable, et combien est préférable le traitement interne de la dyscrasie associé à la gymnastique raisonnée.

On commençait à cette époque à connaître les effets prompts et certains de l'eau de Wildegg sur toutes les formes de la dyscrasie scrophuleuse, et on décida le traitement suivant :

Comme alors on pouvait encore disposer de toute la

quantité d'eau fournie par la source, on fit prendre des bains au petit malade, on établit aussi une douche assez forte, à l'action de laquelle on soumit le côté convexe de la scoliose. Ce traitement uni à l'usage interne de l'eau, et à un exercice réglé, et suivi pendant plus d'un mois, fit disparaître la scoliose; et bientôt cette constitution grêle et impressionnable fit place à une constitution forte et énergique. Cette cure date maintenant de six ans; la scoliose n'a pas reparu, bien que le jeune homme soit un peu grêle maintenant à la suite d'un accroisement trop rapide; mais ses formes sont en harmonie avec sa taille, et tout fait présager que ces symptômes ont disparu à jamais.

OBSERVATION IV.

Blennorrhée des poumons.

Les fièvres catarrhales, qu'on voit depuis nombre d'années régner épidémiquement vers le printemps, et dont le siége se trouve sur toute la membrane muqueuse pulmonaire, laissent souvent après la disparition complète de toute excitation, une blennorrhée tantôt partielle, tantôt générale, soit du système urinaire, soit des poumons.

Ces catarrhes chroniques traînent en longueur, durent quelquefois des mois, des années, et mettent le convalescent dans un état pénible de lassitude et de faiblesse.

C'est dans un cas analogue, sur un homme de quarante ans, que nous avons vu administrer avec succès par un de nos confrères, voisin de la source, l'eau de Wildegg à l'intérieur. Ce malade en prenait une demi-bouteille par jour.

Je ne doute pas que l'expérience ne conduise à employer ce moyen pour toutes les blennorrhées chroniques et atoniques. Car, entre autres cas de ce genre je l'ai employé quelquefois avec succès dans les blennorrhées de l'urèthre.

Je pourrais citer un grand nombre d'indications dans lesquelles l'efficacité de cet agent sera constatée plus tard par l'expérience. Mais tant qu'elles ne portent que sur un petit nombre de cas, je crois prudent de rester dans le doute. Je me contenterai de citer encore quelques observations dont les résultats se sont répétés souvent, et qui sont acceptés par tous les praticiens qui ont fait usage de cette eau minérale.

OBSERVATION V.

Scrophule glanduleuse.

Un enfant d'un an, à peau blanche, transparente, assez bien nourri d'ailleurs, est atteint de la rougeole qui parcourt toutes ses périodes sans complication. Mais après les premiers symptômes, il ne reprend pas ses forces, la convalescence reste stationnaire, une espèce de *porrigo favosa* se développe sur le cuir chevelu, les glandes sous-cutanées, celles du cou surtout, s'engorgent, deviennent sensibles et douloureuses au toucher. L'enfant perd sa gaîté, et souvent des congestions cérébrales viennent compliquer tous ces symptômes et jeter l'effroi au milieu de la famille.

Quelques années auparavant, les parents de cet enfant en avaient déjà perdu un du même âge à la suite d'une longue maladie qui avait commencé avec les mêmes symptômes, et s'était terminée par un hydrocéphale aigu.

Je dois encore faire remarquer, au sujet de cette observation, que le père de cet enfant est resté seul avec une nièce, d'une grande famille moissonnée par la phthisie pulmonaire, et que dans celle de la mère, les affections scrophuleuses sont généralement répandues.

Après avoir été consulté sur le cas dont nous nous occupons, j'ordonnai à l'enfant l'eau de Wildegg à la dose d'une demi-cuillerée à bouche, deux fois répétée dans la matinée, un bain d'eau tiède chaque jour, contenant deux verres d'eau mère de Kreuznach, lotions sur tout le corps, en sortant du bain, avec l'eau de Wildegg, à la température de l'air ambiant, nourriture succulente exclusivement animale. Après huit jours de traitement, l'enfant reprit sa gaîté, un appétit normal, assez de forces pour ne vouloir être que sur ses pieds. L'écoulement du cuir chevelu devint limpide et diminua graduellement. Les glandes très-développées du col et de l'occiput diminuèrent considérablement, et après un traitement d'un mois, ces progrès rapides avaient amené une guérison presque complète qui s'est effectuée quelque temps après.

OBSERVATION VI.

Le premier cas de maladie grave qui ait été traité par

l'eau de Wildegg, fait vivement regretter les bains qu'on pouvait alors employer; un garçon de treize ans, d'un village voisin de la source, très-arriéré dans son développement, mais gros et paresseux, comme il arrive dans certaines formes de la scrophule, avait les glandes salivaires et celles du col extraordinairement engorgées, les ailes du nez gonflées, et la lèvre supérieure hypertrophiée, au milieu principalement; les yeux dans un état déplorable et repoussant. Depuis sa première enfance ces ophthalmies scrophuleuses ne l'avaient point quitté; ses yeux en portaient les traces trop évidentes. Les paupières étaient épaisses et la muqueuse palpébrale d'un rouge écarlarte, aux bords renversés, laissait voir à la place des cils, depuis longtemps anéantis, des cicatrices relevées ou des ulcères. Tout le globe de l'œil était également recouvert d'une conjonctive également rouge et épaisse qui dépassait les bords de la cornée transparente, devenue opaque, peut-être à la suite des injections répétées; ce produit pathologique, uni à une grande sensibilité de la rétine, rendait la vision presque impossible et très-douloureuse; la photophobie était très-intense. Différents traitements avaient été employés, les uns avaient été nuls dans leurs résultats, les autres avaient été simplement palliatifs. Le malade fut même traité à l'hôpital des bains de Schinznach sans plus de succès.

Ce jeune garçon fut transporté à la source de Wildegg; il prit l'eau à l'intérieur, graduellement à la dose de trois verres matin et soir, et tous les matins un bain de la même eau, chauffée par l'addition d'un tiers d'eau ordinaire. Après quelques semaines de traitement, il put retourner dans son village situé à une assez grande distance de la source; tous les jours il venait, sans le secours d'un guide et sans visière, boire l'eau à la source et prendre un bain. Après quarante jours de traitement, il était entièrement guéri. Chaque année, depuis sa guérison, il boit, pendant quelques semaines, par reconnaissance et aussi par prudence, quelques verres d'eau de Wildegg tous les matins. Il ne reste plus de tous ces symptômes effrayants que quelques taies sur la cornée, qui ne gênent en rien la vision. Toute sa constitution a changé; il est même robuste; il a grandi; son nez et ses lèvres ne portent plus les stigmates de la scrophule. Les cils ont même reparu en partie.

Dans cette cure l'eau mère de Kreuznach doit partager la gloire d'une pareille guérison avec l'eau de Wildegg.

Les cas qui vont suivre ont tous été observés par moi, et on verra que mes observations sont à peu près identiques à celles de mon honorable ami et confrère, le docteur F. Otto.

Nous avons été obligé de taire les noms dans les observations suivantes. Ces malades étant presque tous de Strasbourg ou d'autres parties de l'Alsace, nous n'aurions pu, sans blesser les convenances et sans léser des intérêts de famille, nommer des personnes qui ont quelquefois des motifs de la plus haute importance à cacher le triste héritage qu'ils lègueront un jour à leurs enfants. Nos confrères apprécieront, nous l'espérons, ces motifs qui, seuls, nous empêchent de donner plus d'authenticité aux faits que nous avançons.

OBSERVATION VII.

Scrophule générale. — Rachitisme. — Ophthalmie chronique. — Carie du conduit auditif osseux et de l'apophyse mastoïde. — Guérison.

On me présenta en 1843 un enfant de quatre ans, fils du nommé Clément, conducteur d'omnibus à Strasbourg. La mère de ce petit malade était morte peu de temps avant de phthisie pulmonaire; sa sœur succomba presque en même temps à la même affection. Le père de cet enfant en avait déjà perdu un âgé de cinq ans, et présentant les mêmes symptômes que celui dont nous parlons.

J'ai mis en relief ces tristes antécédents comme preuve évidente de l'hérédité des maladies tuberculeuses en général, bien qu'elle ait été niée (pour les scrophules surtout) par des auteurs du plus grand mérite. M. LUGOL[1], dans son dernier et savant ouvrage sur ce sujet, a prouvé, par des faits incontestables, ce fâcheux caractère, ainsi que l'identité des tubercules pulmonaires et scrophuleux.

Voici ce que nous observâmes : Facies scrophuleux au plus haut point; cet enfant, âgé de quatre ans, ne paraissait guère n'en avoir que deux. Il était rabougri, pouvait à peine se tenir sur ses jambes, et son système osseux était profondément atteint.

De longs chapelets de glandes engorgées se faisaient

[1] Loc. cit.

remarquer sur les parties latérales du col; le ventre était dur, bosselé, et à travers les parois abdominales, on percevait parfaitement l'engorgement des glandes mésentériques.

Un pus sanieux et d'une fétidité repoussante s'écoulait d'une oreille; on était obligé de panser plusieurs fois par jour le petit malade pour ne pas être incommodé de cette odeur. Derrière la même oreille on remarquait une ouverture communiquant avec l'apophyse mastoïde, et d'où s'écoulait un pus analogue à celui de l'oreille; ce liquide avait l'odeur et tous les caractères pathologiques de celui produit par la carie. Cette région était en outre le siége d'une tuméfaction énorme et très-douloureuse.

A ce triste cortége de symptômes se joignait une ophthalmie double chronique, qui quelquefois s'exaspérait et revêtissait la forme de la conjonctivite la plus intense. La photophobie était presque permanente.

Du reste, cet enfant, malgré ses nombreuses infirmités, était doué d'un heureux caractère et d'une intelligence très-développée. Il y avait trois ans qu'il était dans cet état; plusieurs traitements avaient déjà été employés sans succès, et notre honorable confrère et maître, M. le professeur Stoeber, avait lui-même mis en usage tous les moyens thérapeutiques et hygiéniques que réclament les cas de ce genre.

Je lui fis part du traitement auquel j'allais soumettre ce petit malade.

A l'intérieur, je lui fis prendre, en commençant, un quart de verre d'eau de Wildegg par jour.

A l'extérieur, j'ordonnai tous les jours trois à quatre injections de la même eau dans le conduit auditif, en ayant soin d'en laisser quelques gouttes en contact avec la muqueuse, en fermant l'orifice de ce canal à l'aide d'un petit tampon de charpie pour empêcher la sortie du liquide.

Des fomentations avec cette eau furent appliquées sur les yeux; elles furent d'abord mélangées avec de l'eau commune, dans la crainte de produire de l'irritation, et ensuite elle fut employée pure.

Quinze jours après, l'otorrhée commença à diminuer d'une manière notable, l'appétit se trouva considérablement augmenté, la nutrition se fit mieux, et tout fit présager une heureuse terminaison,

J'augmentai la dose d'eau de Wildegg et la portai graduellement à un verre et demi. Les forces de l'enfant augmentèrent, tous les symptômes s'amendèrent rapidement, l'écoulement de l'oreille disparut graduellement ainsi que son odeur fétide. Le trajet fistuleux de l'apophyse mastoïde se ferma, et le gonflement de cette partie finit par disparaître. Enfin, après deux mois de traitement, cet enfant se trouva complétement guéri sans avoir été soumis à une autre médication que celle dont nous parlons.

On ne peut pas attribuer cet heureux résultat aux traitements auxquels il fut soumis antérieurement, puisqu'il y avait plus d'un an qu'on n'avait plus rien employé, et qu'à l'époque où on nous a consulté, les symptômes, loin de diminuer, ne faisaient que s'aggraver.

Depuis cette époque (quatre ans), j'ai souvent revu cet

enfant. Il y a quelques jours, je l'ai fait venir chez moi pour constater la stabilité de cette guérison, avant de livrer cette observation à mes confrères, et j'ai été vraiment étonné des progrès et des changements heureux qui se sont faits dans cette constitution que l'hérédité avait vouée à une mort prématurée.

OBSERVATION VIII.

Surdité. — Otorrhée. — Engorgement thyroïdien.

En 1844, on me consulta pour Mlle Z., de Mulhouse, âgée de dix-sept ans, et affectée d'une surdité assez prononcée.

En examinant attentivement le conduit auditif, on pouvait facilement en constater l'occlusion presque complète, produite par le boursouflement chronique de la muqueuse. Cet état dépendait évidemment d'inflammations réitérées de l'organe.

En effet, cette demoiselle était sujette à des douleurs d'oreilles assez fréquentes, une otorrhée légère en avait été la suite.

Cette malade étant dans un pensionnat de Strasbourg, avait déjà consulté notre honorable confrère, M. le docteur Th. Boeckel, qui avait assigné la même cause à cette surdité. Cette demoiselle avait en même temps une hypertrophie du corps thyroïde; je crus donc pouvoir rapporter tous ces symptômes à une cause unique et prescrire le traitement suivant :

Un verre d'eau de Wildegg à l'intérieur tous les matins;

Deux à trois injections du même liquide par jour, dans le conduit auditif, avec la recommandation expresse d'en laisser quelques gouttes en contact avec la muqueuse auditive, à l'aide d'un bourdonnet de charpie ou de coton à l'orifice de ce canal.

Après quelques semaines de ce traitement, l'otorrhée et l'engorgement disparurent complétement, et l'ouïe reprit graduellement toute sa finesse; néanmoins la crainte de la réapparition de ces symptômes pendant les temps humides, me fit conseiller l'usage de cette eau pendant six mois.

J'ai reçu des nouvelles de cette demoiselle, il y a peu de jours, et j'ai appris que, depuis sa guérison qui date de 1844, le sens de l'ouïe avait repris ses fonctions normales, et que l'écoulement de l'oreille n'avait plus reparu depuis cette époque.

OBSERVATION IX.

Une dame de Strasbourg, âgée de trente-cinq ans, d'une constitution lymphatique, réclama mes soins en 1842.

Je dois avant tout donner quelques détails sur l'enfance et la jeunesse de cette dame, ainsi que sur les affections dont elle a été atteinte pendant ces deux périodes de sa vie et depuis son mariage.

A six ans, elle a eu une rougeole assez compliquée; depuis cette époque jusqu'à son mariage elle n'avait éprouvé que de légères indispositions. Mariée très-jeune, à dix-huit ans[1], elle eut d'abord trois couches qui furent assez heureuses ; à la quatrième, elle fut atteinte, le neuvième jour, de la petite-vérole qui régnait épidémiquement à Strasbourg. Elle avait alors vingt et un ans[2].

Cette maladie s'annonça chez elle par les symptômes les plus graves : la sécrétion du lait s'arrêta dès son apparition ; quelques jours après, la jambe droite devint le siége d'une tuméfaction énorme et de douleurs insupportables, qui durèrent deux mois avant qu'on ait pu soupçonner la nature du mal ni le point de départ des abcès qui existaient dans la profondeur du membre, enfin ils se firent jour par neuf ouvertures fistuleuses se refermant et se rouvrant successivement, et communiquant toutes avec le siége du mal, c'est-à-dire avec le péroné frappé de nécrose. Cet état dura sept ans, après lesquels seulement le séquestre fut enlevé à l'aide d'une large incision pratiquée dans le membre. Ce cylindre osseux n'a pas moins de 10 à 12 centimètres de longueur. Quinze jours après cette opération, la guérison était complète et la malade ne ressentit jamais depuis la moindre douleur dans cette région.

Mais deux mois après, cette dame commença à éprouver des accès de migraines très-intenses qui ne firent qu'augmenter jusqu'en 1842, époque à laquelle elle s'adressa à

1 Je relève ce fait pour prouver la justesse de l'assertion de Lugol, qui regarde le mariage comme la cause qui provoque le plus souvent l'apparition des symptômes scrophuleux.

2 Elle avait cependant été vaccinée.

nous. Lorsque nous vîmes cette malade, elle avait donc souffert pendant sept ans jusqu'à la sortie du séquestre; pendant douze à treize ans, elle avait eu la migraine, ce qui fait dix-huit à vingt ans de souffrances.

Lorsqu'elle me consulta, elle ne me parla d'abord que de sa migraine; pensant que ce symptôme pouvait dépendre d'un trouble profond de l'organisme, j'interrogeai successivement tous les appareils, et j'appris que cette dame était atteinte d'une aménorrhée datant de quelques mois, et d'une leucorrhée très-abondante, de mauvais aspect et datant de dix ans environ, avec douleurs dans les régions des ovaires, dans les lombes et dans les cuisses. Je soupçonnai avec raison une maladie organique de l'utérus, diagnostic qui fut confirmé le lendemain. En effet nous pûmes constater, à l'aide du spéculum, que le col de cet organe était envahi par des ulcérations assez profondes, à fond gris, etc.

La malade éprouvait en outre des troubles très-graves du côté du tube digestif; les digestions étaient pénibles et la constipation opiniâtre; le ventre et l'estomac étaient presque toujours météorisés, et lorsqu'on pouvait déprimer les parois abdominales, on sentait parfaitement les glandes mésentériques extrêmement engorgées et dures. La malade n'éprouvait d'appétit que pour les végétaux acides et pour les farineux. Voici le traitement auquel je la soumis :

Les ulcérations furent de temps en temps cautérisées avec le nitrate acide de mercure, et pansées avec des gâteaux de charpie, imbibés d'eau de Wildegg, renouvelés deux fois par jour; avant chaque pansement, injections du même liquide.

A l'intérieur, eau de Wildegg, deux à trois verres par jour. Régime animal. Cette malade, après quelques semaines, vit reparaître ses règles, l'écoulement utéro-vaginal diminua, les douleurs qu'elle éprouvait dans les régions des ovaires disparurent complétement, l'appétit reparut, les constipations cessèrent, enfin les fonctions de l'appareil digestif et celles de l'utérus reprirent leur type normal. Cet engorgement abdominal qui avait presque fait soupçonner une grossesse, disparut aussi graduellement. La migraine elle-même, qui n'était que symptomatique de cette lésion organique, disparut complétement et n'a plus reparu qu'une ou deux fois depuis cette époque, lorsque cette dame cessait l'usage de l'eau de Wildegg.

On pourrait m'objecter que le caustique a bien aussi le droit de revendiquer sa part de succès; je suis bien loin de la lui refuser, mais je crois que le traitement général par l'eau de Wildegg a été la cause principale des résultats heureux que nous avons obtenus, car bien avant que les ulcérations aient pu être modifiées par l'effet des cautérisations, la malade avait déjà vu des changements notables dans ses fonctions et dans toute sa constitution. Nous croyons donc pouvoir, sans crainte d'être partial, attribuer cette guérison qui se maintient depuis trois ans, à l'eau qui nous occupe.

S'il fallait une preuve évidente de ce que nous avançons, la voici : Cette dame continue par reconnaissance à boire tous les jours un demi-verre d'eau de Wildegg; si, par oubli ou volontairement, elle reste quelques mois sans en faire usage, la migraine, les digestions difficiles, l'empâtement abdominal reparaissent, et ces symptômes cessent de nouveau après quelques jours d'usage de cette eau.

OBSERVATION X.

Chlorose. — Otorrhée. — Névralgies faciales.

Mlle J***, âgée de vingt-quatre ans, d'une constitution lymphatique, nerveuse, était atteinte depuis plusieurs années d'une otorrhée du côté droit assez abondante, et de névralgies faciales très-douloureuses, paraissant à des époques très-rapprochées. Du reste, la menstruation peu abondante se faisait assez régulièrement, mais le sang des règles était pâle et appauvri. La malade se trouvait, après ces accès de névralgies, dans un abattement complet. Souvent ces symptômes étaient exaspérés pendant les digestions, qui étaient ordinairement difficiles, accompagnées de constipation. Plusieurs médicaments anti-névralgiques avaient déjà été employés par moi, entre autres le sous-carbonate de fer; mais je n'en avais obtenu que des effets très-courts. Elle avait aussi été mise à un régime tonique. Avant que je fusse son médecin, cette demoiselle portait un cautère qui avait été établi dans le but de tarir l'écoulement otorrhéique. Voyant tous ces moyens échouer, j'eus alors l'idée, longtemps après le premier traitement, de faire faire à cette malade des injections d'eau de Wildegg dans l'oreille, et de lui en faire prendre un verre ou deux par jour. Je continuai, bien entendu, le régime ordonné précédemment.

Après deux à trois mois, l'otorrhée s'était tarie, sans qu'il en soit résulté la moindre douleur (comme on a encore l'habitude de le croire dans le vulgaire, à propos de la suppression d'écoulements anciens). Les névralgies disparurent également, et cette malade qui en était atteinte plusieurs fois par mois, ne s'en ressent pas maintenant deux fois par an. La menstruation est devenue également plus abondante, et la nutrition se fait bien.

OBSERVATION XI.

Chlorose. — Dysménorrhée. — Incontinence d'urine.

Mlle V*** était affectée depuis son enfance d'une incontinence d'urine, contre laquelle tous les moyens que j'avais employés depuis cinq à six ans avaient échoué; cette infirmité, compliquée d'habitudes solitaires, dont elle nous fit l'aveu, avait imprimé sur sa physionomie un cachet d'hébétude et de langueur difficile à dépeindre. L'âge de la puberté arriva; à quinze ans elle fut réglée assez facilement, mais d'une manière très-peu abondante; la menstruation continua à être presque nulle et très-irrégulière jusqu'à l'âge de seize à dix-sept ans; elle était chlorotique au dernier degré; le bruit de diable dans les carotides était très-apparent. Les ferrugineux, le régime animal, la strychnine, les bains de siége froids, tout fut employé pour rendre à ces organes le ton dont ils manquaient. Enfin, de guerre las, nous employâmes l'eau de Wildegg à l'intérieur. Après quelques mois de son usage, l'incontinence d'urine cessa, les règles furent plus abondantes, et bientôt le teint de la jeunesse et de la santé reparut sur cette figure, d'un blanc mat et diaphane; les lèvres de décolorées qu'elles étaient, devinrent merveilles, et aujourd'hui, cette demoiselle qui a vingt ans, jouit de tous les charmes de son sexe. Je dois dire, dans l'intérêt de la justice et de la vérité, que la morale doit avoir ici sa part dans le succès de ce traitement. Car c'est à peu près à la même époque que les mœurs de cette demoiselle redevinrent pures, grâces aux conseils bienveillants de sa mère.

OBSERVATION XII.

Scoliose.

Il y a quelques années, on me présenta une petite fille de quatre ans, atteinte d'une déviation du rachis assez prononcée; en interrogeant les parents de cette enfant et en l'examinant attentivement, nous pûmes nous convaincre que cet état devait être attribué à un vice rachitique.

En effet, les parents de notre petite malade portaient tous les signes d'affections scrophuleuses plus ou moins graves; la mère était tuberculeuse-pulmonaire, le père portait au cou de larges cicatrices, attestant d'une manière irréfragable la maladie à laquelle il avait été sujet pendant sa jeunesse. Ils avaient perdu antérieurement un enfant de cinq ans, affecté d'une tumeur blanche au genou.

Cette petite fille avait en outre une sœur aînée sujette à des ophthalmies palpébrales très-intenses.

Nous administrâmes à cette enfant quatre cuillerées à bouche d'eau de Wildegg par jour; nous lui fîmes prendre en outre quelques bains avec le sel marin, 500,00 dans chaque bain. Ce traitement fut long, mais ses résultats furent très-satisfaisants. Après six mois, la déviation avait presque disparu, et aujourd'hui le rachis se trouve complétement redressé.

OBSERVATION XIII.

Favus (teigne faveuse, porrigo lupinosa), déviation du rachis.

Un enfant de trois ans me fut présenté en 1844; il était affecté d'un *favus* des plus tenaces. Cette maladie durait depuis deux ans et le petit malade avait déjà subi plusieurs traitements. Il offrait en outre les symptômes d'un rachitisme général complet; toutes les parties du système osseux étaient plus ou moins atteintes, le rachis présentait des déviations en plusieurs sens; de là la saillie du sternum et les courbures anomales des côtes, qui donnaient au thorax l'aspect le plus difforme. Nous prescrivîmes le traitement suivant :

A l'intérieur, eau de Wildegg, quatre cuillerées tous

les matins; comme elle fut bien supportée, nous élevâmes la dose à un demi-verre.

Nous fîmes prendre en même temps au petit malade deux bains de sel marin tous les deux jours. Le favus diminua graduellement; après deux mois de traitement, le cuir chevelu était tout à fait nettoyé et les cheveux commençaient à reparaître. Quant aux déviations, elles ont été de beaucoup améliorées; cependant elles n'ont pas complétement disparu.

Dans ce cas, où l'organisme était profondément affecté, et dans un appareil où les modifications se font plus lentement que dans les autres tissus, il n'est pas étonnant que les résultats ne soient pas aussi complets; mais nul doute que si les parents de ce malade lui font continuer pendant un an l'usage de l'eau de Wildegg, il ne se guérisse complétement.

OBSERVATION XIV.

Carie des métarcapiens et des métatarsiens.

En 1841, je fus consulté pour une jeune personne de treize ans, présentant en tout l'aspect scrophuleux. L'hérédité, dans ce cas, était évidente; née d'un père et d'une mère scrophuleux, elle avait déjà perdu un frère et une sœur, tuberculeux-pulmonaires et scrophuleux. Lorsque nous l'examinâmes avec soin, nous pûmes constater à la main droite plusieurs ouvertures fistuleuses communiquant avec les os du métacarpe, qui se trouvaient gonflés, douloureux et cariés. On pouvait, malgré la tuméfaction de la main, constater assez bien ces fâcheux effets de la scrophule. Des désordres analogues se faisaient remarquer à l'un des pieds; les métatarsiens se trouvaient à peu près dans le même état que les os de la main.

Nous mîmes la jeune malade à l'usage de l'eau de Wildegg, en commençant par un demi-verre tous les matins. Nous ordonnâmes en même temps des injections dans les trajets fistuleux, et nous fîmes appliquer sur le pied et sur la main des fomentations avec le même liquide.

Ce traitement dura au moins un an, car la scrophule chez cette jeune personne existait au plus haut degré. Cette constitution résista plus longtemps aux effets de l'eau de Wildegg, mais cependant ces symptômes cédèrent complétement, et aujourd'hui la malade n'a plus que les traces de ses anciennes infirmités.

OBSERVATION XV.

Leucorrhée.

Mme ***, âgée de vingt-cinq ans, présentait tous les caractères d'une constitution scrophuleuse; elle avait eu plusieurs fausses couches depuis son mariage; et à dater de cette époque, elle avait eu une leucorrhée des plus abondantes; sa chemise était maculée de taches verdâtres, d'un très-mauvais aspect. Les digestions étaient très-difficiles. Des douleurs très-violentes à l'épigastre attestaient un trouble des fonctions de l'utérus et de l'appareil digestif;

les règles étaient très-irrégulières et peu abondantes, elles paraissaient quelquefois tous les quinze jours, et disparaissaient ensuite pendant six semaines à deux mois.

Au toucher, on constatait un engorgement considérable de l'utérus; nous examinâmes cette dame avec le spéculum, et nous trouvâmes le col de la matrice d'un rouge violacé, tuméfié et couvert d'ulcérations très-légères; nous employâmes les cautérisations avec le nitrate d'argent; n'en ayant pas obtenu une grande amélioration, nous employâmes l'eau de Wildegg à l'intérieur et en fomentations sur le col de l'organe, à l'aide de tampons de charpie imbibés de cette eau, et introduits tous les jours dans le vagin. L'écoulement blanc disparut, et peu à peu le col reprit son volume normal. Cette dame a eu depuis un enfant bien constitué, et ses couches n'ont pas eu de suites fâcheuses.

J'ai assez prouvé l'action spécifique de l'eau de Wildegg dans les cas où nous l'avons exclusivement employée. Je vais maintenant citer quelques cas moins intéressants que ceux qui précèdent, dans lesquels elle a été associée à d'autres moyens, trop faibles pour amener à eux seuls les résultats que nous avons obtenus. L'association de l'eau de Wildegg à des moyens thérapeutiques employés antérieurement, ne doit en rien infirmer les cas de guérison obtenus par elle.

OBSERVATION XVI.

Dartre. — Goître. — Atonie génitale. — Pertes séminales.

Un monsieur d'une petite ville du Haut-Rhin me consulta, il y a trois ans, sur plusieurs affections qui le préoccupaient tellement que son moral en était sérieusement affecté. Ce malade, âgé de vingt-cinq ans, était depuis longtemps atteint à la joue droite d'une dartre vive qui envahissait presque la moitié de la figure. Il avait en outre un goître assez prononcé. Mais de toutes ses infirmités, celle qui contribuait le plus à le jeter dans la mélancolie qui le minait, était une atonie presque complète des organes génitaux. Ce malade était sujet à des pertes séminales assez fréquentes qui augmentaient encore ses accès d'hypochondrie. Maintes fois nous avions ordonné à ce jeune homme des distractions, des voyages; nous lui avions même conseillé le mariage pour faire cesser cet état d'atonie génitale, dépendant bien certainement chez lui d'un repos trop complet de ces organes, et d'une constitution lymphatique très-prononcée. Ce malade, persuadé qu'il était inapte à remplir les fonctions de son sexe, et voué à une impuissance complète, ne cédait qu'avec peine à mes instances, et la crainte augmentait encore, me disait-il, les motifs réels de sa méfiance. Après avoir employé sans succès, pour cette dernière affection surtout, plusieurs moyens préconisés dans ce cas, nous ordonnâmes le traitement suivant :

Tous les matins : Iodure de potassium 3,00, dose qui

fut portée graduellement à 6,00. Après chaque fraction de la dose, un demi-verre d'eau de Wildegg; bain alcalin tous les deux jours, avec 250,00 de savon noir.

Après six semaines de ce traitement, la dartre fut complétement guérie, et il ne restait plus à sa place qu'une légère rougeur. Maintenant la peau a repris sa couleur normale.

Quant à l'atonie génitale et à la spermatorrhée, ces symptômes qui réagissaient d'une manière si fâcheuse sur le moral de ce malade, ont disparu complétement. Ce jeune homme peut maintenant remplir les fonctions de son sexe sans le moindre inconvénient.

La tristesse et le malheur inscrits sur sa physionomie, ont fait place maintenant à une expression de bonheur et de satisfaction intérieure. Ce n'est plus le même être; ce malheureux, qui désirait la mort, aime maintenant à vivre; il a repris toutes les allures d'un homme, tandis qu'avant il avait la puérilité d'un enfant. Il s'est marié il y a un an, et depuis cette époque sa santé et son énergie n'ont fait qu'augmenter.

Phthisie.

Chez plusieurs malades auxquels nous avons ordonné l'eau de Wildegg pour des tubercules scrophuleux, nous avons trouvé des symptômes de phthisie très-avancée; les malades avaient de l'excitation, des insomnies, des sueurs nocturnes, toux violente et expectoration très-abondante. J'avoue que dans les premiers cas de ce genre qui se sont offerts à moi, j'ai hésité à ordonner l'eau de Wildegg, craignant d'augmenter ces symptômes d'excitation; cependant je l'ordonnai graduellement à très-petites doses; les premiers jours, les symptômes augmentaient un peu, la chaleur était plus intense, le pouls plus accéléré, mais après quelques jours d'usage de ce moyen, ces phénomènes tombaient, la toux cessait, et en même temps que les glandes sous-cutanées se résolvaient, les symptômes de la phthisie s'arrêtaient. Nous ne voulons pas conclure de ces faits que l'eau de Wildegg soit le spécifique de la phthisie, ni que les malades chez lesquels ces symptômes ont été arrêtés momentanément par une cause que nous pouvons au moins attribuer à l'agent thérapeutique qui nous occupe, soient guéris à jamais, et qu'ils ne succomberont pas à cette affection; mais il nous semble cependant que, sans abuser de la logique, nous pouvons dire que : si, comme jusqu'à présent tout porte à le croire, *la scrophule et la phthisie ne forment qu'une affection identique* (et cette hypothèse pourrait être étayée de noms honorables qui font autorité dans la science[1]), se portant, selon telle ou telle idiosyncrasie, sur différents appareils de l'organisme, il n'y a pas de raison pour que *l'efficacité du moyen que nous préconisons étant constatée* dans le traitement des tubercules strumeux et dans les différentes variétés de la scrophule, ne le soit plus tard, après des faits plus nombreux, sur les tubercules pulmonaires.

Nous n'insisterons pas davantage sur cette question

[1] SYDENHAM, PORTAL et LUGOL.

qui, pour nous, n'est plus hypothétique. Un de nos confrères, M. le docteur BACH, qui emploie depuis quelque temps l'eau de Wildegg, nous a communiqué une observation qui corrobore jusqu'à un certain point l'opinion que je viens d'émettre.

Il traitait depuis quelque temps un jeune homme phthisique, atteint en même temps des tubercules scrophuleux au col; il lui fit prendre l'eau de Wildegg, malgré les symptômes d'excitation qui existaient chez ce malade, dans le but de résoudre ces tubercules cervicaux. Mais après quelques jours, la surexcitation qui était résultée de l'emploi de ce moyen, se calma, et les symptômes de la phthisie disparurent (provisoirement bien entendu) avec les glandes engorgées. Ce fait, ajouté à quelques-uns analogues que j'ai observés, vient encore à l'appui de l'hypothèse émise plus haut, *de l'identité de la scrophule et de la phthisie.*

Nous pourrions multiplier ces observations, mais nous ne voulons pas abuser de l'attention de nos lecteurs.

Nous pensons avoir décrit, dans le cadre que nous nous sommes tracé, à peu près toutes les variétés de la maladie scrophuleuse, ou du moins les plus importantes. Celles que nous pourrions y ajouter ne seraient que des répétitions fastidieuses, portant sur des cas presque analogues.

OBSERVATIONS DIVERSES.

En commençant cette nouvelle édition, notre intention était d'ajouter de nouveaux faits détaillés à ceux qui précèdent. Résumons sommairement les nouveaux résultats que nous avons obtenus depuis la publication de la première édition.

Plusieurs malades de la clinique chirurgicale ont été soumis à l'usage de l'eau de Wildegg ; ces malades offraient tous des symptômes de scrophule, pour la plupart très-anciens. C'étaient des ulcères, des ostéites avec fistules plus ou moins nombreuses, quelques caries offrant tous les caractères spécifiques de la scrophule.

Ces malades ont d'abord éprouvé quelques améliorations rapides dans leur constitution générale ; chez quelques-uns cette amélioration s'est maintenue; d'autres ont vu des symptômes d'excitation assez intenses apparaître. Nous attribuons ces phénomènes à une dose trop forte d'eau de Wildegg, car on ne saurait trop se conformer au mode d'administration que nous indiquons plus haut; cette eau, nous le répétons, a besoin d'être assimilée lentement, et pour cela il faut qu'elle soit administrée à doses assez fractionnées pour ne pas produire ces phénomènes d'excitation. Ces malades sont encore en traitement; leurs affections très-anciennes, les conditions hygiéniques au milieu desquelles ils vivent enrayent, pour ainsi dire, l'action heureuse de l'agent thérapeutique.

A l'hôpital militaire, M. le professeur Sédillot a également pu se convaincre de l'efficacité de l'eau de Wildegg, en soumettant trois malades à son action; un d'entre eux, enfant de troupe, âgé de dix-huit ans, d'une constitution scrophuleuse, avait un goître assez volumineux. Le 19 avril, jour de l'entrée du malade à l'hôpital, la circonférence du cou avait 35 centimètres; malgré l'emploi de frictions d'iodure de potassium et même de deuto-iodure de mercure; il y avait à peine un changement de 1 centimètre. Le 30 mai il fut mis à l'usage de l'eau de Wildegg, et le 9 juin il sortait guéri de l'hôpital; le cou n'avait plus que 30 centimètres de circonférence.

A la clinique d'accouchements de la Faculté, on fit prendre pendant quelques jours de l'eau de Wildegg à une femme étiolée, atteinte d'ostéomalacie bien constatée; cette femme allait un peu mieux lorsqu'elle sortit de l'hôpital quelques jours après son entrée. Nous n'enregistrons pas ce fait dans les cas de succès; nous l'indiquons comme pouvant seulement donner lieu à la même indication dans un cas analogue. La quantité énorme de sels contenue dans une bouteille d'eau de Wildegg doit bien certainement agir d'une manière efficace dans l'ostéomalacie.

Un de nos confrères, M. le professeur VAILLANT, médecin en chef de l'hôpital militaire, nous a dit avoir vu un cas de morve favorablement modifié par l'emploi de cette eau.

Avant de terminer ce petit travail, citons sommairement un dernier fait des plus concluants.

Une sous-maîtresse d'un pensionnat du Haut-Rhin,

âgée de vingt ans, offrait des symptômes de scrophules les plus effrayants et les plus variés; face bouffie; nez épaté, couvert de croûtes intérieurement; lèvre supérieure gonflée, débordant et cachant l'inférieure; ophthalmie double, avec ulcération de la cornée; photophobie, ulcération du cuir chevelu; deux ulcères autour des malléoles; bref, cette malade était un triste spécimen des ravages de la scrophule. Le médecin de la localité avait employé tous les moyens appropriés à ce cas; vesicatoires, purgatifs, révulsifs sur le tube digestif, huile de foie de morue à l'intérieur, régime *ad hoc*, etc. — Ces symptômes avaient résisté à tous les moyens employés pour les combattre. Notre confrère, peu confiant dans les nouveaux moyens, et n'ayant jamais vu les résultats de cette eau minérale, ne se décida qu'avec peine à l'employer chez cette malade. Les plaies furent pansées avec des fomentations d'eau de Wildegg; les yeux furent lavés avec *eau commune et eau de Wildegg parties égales*; elle en prit à l'intérieur deux verres par jour. Après deux mois de traitement, cette demoiselle fut complétement guérie, sauf quelques taies sur la cornée, résultant des anciennes ulcérations. Cette jeune personne est tellement guérie qu'elle est maintenant institutrice elle-même dans les environs de Strasbourg. Notre confrère est revenu de ses doutes sur l'efficacité de cette eau, et il continue à l'employer avec succès.

Nous pourrions encore confirmer ce que nous avons dit plus haut des heureux résultats que nous avons obtenus de ce moyen dans les phthisies au second degré ; mais nous laissons à nos confrères le soin de vérifier toutes les assertions que nous avons émises à ce sujet.

NB. **Pour l'envoi de l'eau de Wildegg, il faut s'adresser à M. J. J. Laué et Comp., à Wildegg, prés Schinznach (Argovie.)**

ANATOMIE EN RELIEF,

MOULÉE SUR LE CADAVRE ET PEINTE D'APRÈS NATURE,

publiée par AIMÉ ROBERT,

docteur-médecin, préparateur d'anatomie chirurgicale et pathologique de la Faculté de médecine de Strasbourg, membre de la société de médecine de la même ville, de celle d'émulation du Jura, de la société phrénologique de Paris et de la société littéraire de Silésie.

Mention honorable à l'exposition nationale.

(*Extrait du catalogue du Muséum d'anatomie de la Faculté de médecine de Strasbourg.*)

ANATOMIE DESCRIPTIVE.

Fr.

1. *Régions du pied et du coude-pied* (moins la plante). Le pied est appuyé sur un piédestal, par sa face plantaire. On voit tous les vaisseaux et nerfs placés entre la peau et l'aponévrose. La disposition des nombreuses veines en particulier, dont l'injection avait été opérée par les artères, est très-élégante et à peu près normale (la saphène interne est double). Les rapports de l'artère tibiale postérieure derrière la malléole et de la pédieuse ont également pu être représentés sur cette pièce, l'aponévrose ayant été incisée sur leur trajet. La préparation présente en outre une coupe de la jambe à quelques centimètres au-dessus des malléoles, avec vaisseaux et nerfs apparents 50

FR.

2. *Pli du coude*. Veines, nerfs superficiels et profonds; trajet de l'artère brachiale. 20
3. *Région axillaire*. Le bras est étendu et le creux de l'aisselle est mis à nu par l'incision de sa paroi antérieure. On voit l'artère axillaire déboucher de dessous la clavicule, accompagnée de sa veine et des nerfs du plexus brachial donner les artères thoraciques, etc. . . . 25
4. *Pli du jarret*. Artère, veines et nerfs poplités. Veine saphène externe. Nerfs saphène externe et cutané péronier. Cette pièce est terminée en haut et en bas par des coupes de la cuisse et de la jambe, sur lesquelles on remarque les principaux vaisseaux et nerfs 25
5. *Coupe antéro-postérieure du genou dans l'extension*. . 10
6. *Coupe antéro-postérieure du genou dans la flexion* . . 10
7. *Région antérieure de la cuisse*. La plupart des muscles sont recouverts par leur gaine aponévrotique, celle du couturier est incisée; le muscle lui-même, coupé obliquement, laisse voir le trajet des vaisseaux cruraux. La position de la veine est anomale. 25
8. Régions inguinale superficielle et profonde. Deux pièces 50
9. *Moitié droite de la tête et de la région claviculaire*. On a enlevé tous les feuillets d'enveloppe, y compris le peaucier. Le muscle épicranius (occip. front), ceux du pavillon de l'oreille, de la face, le sterno-cleido-mastoïdien et les autres muscles superficiels du cou forment le fond de la pièce. On voit de plus tous les organes importants de cette région que l'on peut embrasser d'un seul coup d'œil 60
10. *Région sus-aponévrotique du membre supérieur, depuis le milieu de la région humérale jusqu'à l'extrémité des doigts*. Les réseaux veineux superficiels, les arborisations artérielles, les principaux lymphatiques, les troncs des nerfs cutanés, recouvrent l'aponévrose, etc. . . 60
11 *Axe cérébro-spinal*. Face inférieure de l'encéphale; origine des nerfs crâniens, mise à nu par l'ablation de la base du crâne. Le canal vertébral, ouvert par sa partie

Fr.

antérieure, laisse voir la moelle épinière dans toute son étendue, avec les nerfs qui en partent et les ganglions placés sur leur trajet 60

12. *Moitié droite d'un bassin de femme*. Les viscères pelviens à l'état de vacuité et leurs canaux excréteurs sont divisés sur la ligne médiane; coupe de la cuisse au milieu de sa longueur 60

13. *Moitié droite d'un bassin d'homme*. Les viscères du bassin à l'état de réplétion sont traversés par une coupe médiane. 50

14. *Coupe antéro-postérieure du pied*. Cette coupe fait parfaitement voir les rapports des os nombreux qui composent les différentes articulations de cet organe . . 15

15. Cœur et gros vaisseaux sur piédestal 15

16. Cœur et gros vaisseaux d'un enfant en place 60

17. Viscères d'un enfant en place 60

Coupes des membres à différentes hauteurs. Chaque médaillon 3

Toutes ces préparations sont dues à l'habile scalpel de notre ami et collaborateur le professeur E. Küss.

ANATOMIE PATHOLOGIQUE.

18. *Epispadias*, avant l'opération tentée sans succès par le docteur Bach 20

Plusieurs variétés de pieds-bots opérés par divers praticiens.

19. Eléphantiasis des Arabes. 20

20. Tumeur cancéreuse du genou, première récidive, amputation par M. le professeur Sédillot.

21. Tumeur fibreuse, siégeant à la région cervicale droite, extirpée par M. le professeur Sédillot. Deux pièces avant et après l'opération.

22. Tumeur hydatique, située à l'entrée du vagin. . . . 30

Fr.

23. Cancer de la main. Amputation par le docteur Jacobi.
24. Face postérieure d'une tumeur du bassin, chez une femme sur laquelle M. le professeur Stoltz a fait l'opération césarienne avec succès.
25. Pustules syphilitiques développées à la vulve et au pourtour de l'anus. 30
26. Chute complète de la matrice, avec renversement du vagin et du bas-fond de la vessie.
27. Hermaphrodite mâle. Marie-Rosine-Gottlieb Göttlich, âgé de quarante-neuf ans, moulé sur lui-même . . 35

APPAREIL DE LA GESTATION.

Dans ce cadre nous avons représenté les organes de la gestation dans leur état physiologique et dans leurs nombreuses anomalies; ces pièces intéresseront au plus haut point le praticien qui s'occupe de l'art des accouchements et le médecin légiste.

1. Organes génitaux externes d'une vierge. Hymen en croissant.
2. Organes génitaux externes d'une vierge, avec hymen à deux ouvertures rudimentaires.
3. Organes génitaux externes d'une vierge, avec hymen à une seule ouverture rudimentaire latérale.
4. Organes génitaux externes d'une petite fille nouvellement née.
5. Matrice d'une femme adulte n'ayant pas eu d'enfants.
6. Matrice d'une femme adulte ayant eu des enfants (peu de temps après l'accouchement).
7. Matrice à 5 ou 6 mois de gestation environ, avec le fœtus et ses annexes.
8. Matrice avec inflexion à gauche.
9. Anté-flexion de la matrice.

10. Chute incomplète de la matrice
11. Chute complète de la matrice et du rectum avec prolongement extraordinaire de la petite lèvre droite.
12. Matrice avec hypertrophie et allongement extraordinaire du col. Polype du col.
13. Matrice biloculaire, corps divisé en deux loges, col simple.
14. Matrice bicorne, cloison du col, deux orifices, cloison incomplète du vagin.
15. Matrice bicorne, dont une des moitiés a été développée par la gestation.
16. Vulve, vagin et matrice, séparés en deux parties parfaitement égales par une cloison longitudinale. (Pièce d'EISENMANN, voy. *Tab. anat. IV uteri dupl.* Argent. 1752; et le nº 2814 du *Cat. du Muséum d'anat. de Strasbourg.*)
17. Col vierge.
18. Col d'une femme qui a eu des enfants.
19. Col du nº 16, disposé de manière à faire bien voir les deux orifices et la cloison.

Le prix de cette série de pièces composant l'appareil de la gestation est de 125 fr. pour la France, et de 150 fr. pour l'étranger.

L'ETHNOLOGIE.

L'ethnologie, cette science à laquelle toutes les autres se rattachent, a pris un grand essor en Allemagne et dans le Nord surtout, tandis qu'en France, c'est à peine si on s'en occupe; nous pensons avoir fait une œuvre utile en commençant pour le Muséum d'anatomie de Strasbourg une collection de têtes des différentes races humaines. Nous avons puisé à des sources authentiques, et nous saisissons cette occasion pour remercier M. SCHIMPER, qui a bien voulu nous communiquer les têtes qu'il a rapportées de

Stockholm ; nous devons aussi des remercîments à M. le professeur Jung, de Bâle, pour l'empressement qu'il a mis à nous donner en communication les têtes du Muséum d'anatomie de l'université de Bale. Cette collection, nous l'espérons, sera bientôt plus complète, si les têtes des différentes races de l'Algérie qu'on nous a promises nous arrivent.

Têtes provenant de la collection de M. le professeur Retzius *à Stockholm.*

Ancien Suédois d'un tombeau du treizième siècle.

Ancien Suédois de la famille royale de Folkunge (1250), du tombeau de cette famille à Sorunda, près Stockholm, dû à la complaisance de M. le comte d'Ankarsward, propriétaire du Folkunganas.

Ancien Suédois du dixième siècle, trouvé dans la terre près d'Upsala.

Ancien Norvégien provenant d'un tombeau dans le gouvernement de Bergen, avec ses armes, sa cotte de maille, son casque et sa lance en fer, par le professeur Loen Loven.

Paysan norvégien (de nos jours) pris à l'amphithéâtre d'anatomie à Christiana, pendant le congrès. 1844.

Lapon mâle du district de Luléa.

Femme lapone du district d'Uméa.

Enfant lapon âgé de deux ans.

Chilien de la nation d'Araucani, dans le Chili méridional.

Patagon de la Patagonie méridionale.

Momie d'Égypte d'une jeune fille d'une haute famille. L'original a été envoyé par M. Hedenborg.

Nègre de Bahia, envoyé de cette contrée par M. le Dr Eckourzel, médecin de la marine.

Murry-Australien du Poste Adelaïde, envoyé par M. le capitaine Weslberg. 1843.

Ancien Grec de Troyes, envoyé par M. le docteur Eckourzel, médecin de la marine.

Orang-Outang de Bornéo.

Femme indienne des Pampas (confédération de la Plata), de la tribu des Puelches, âgée de treize ans.

Czeck de la Bohême, envoyé par M. le professeur Presl, de Prague.

Russe d'Archangel.

Kalmouck des steppes des bords du Kyma.

Finnois de la Finlande.

Botocudo du Brésil. L'original a été envoyé au Muséum d'anatomie de Stockholm, par M. de Freireis, à Rio.

Grœnlandais du Grœnland occidental, envoyé par M. le docteur Vahl, de Copenhague.

Péruvien de la nation d'Huanchas, de Bolivia, près le lac Titicaca.

Péruvien de la nation d'Aymara, près Cuzco.

Têtes provenant de la collection de Bâle.

Croate.
Hongrois.
Tartare.
Habitant de l'île d'Amboine (Indes orientales.)
Baskir.
Cosaque.
Moscovite.
Hindou.
Espagnol.
Bédouin.
Espagnol de la Nouvelle Castille.
Tartare de Belzini.
Nègre africain.
Maltais.
Savoyard.
Irlandais de Zuham.
Turc d'Andrinople.
Persan d'Ispahan.
Mongol.
Esclavon.
Bâtard Chino-Javanais.
Malais.
Nubien.

Têtes provenant des originaux du Musée d'histoire naturelle de Strasbourg.

Hottentot du Cap de Bonne-Espérance.
Mexicain.
Malais de Java.
Bohémien.
Hongrois.
Autrichien.
Polonais.
Napolitain.
Valachien.

Têtes provenant des originaux du Musée d'anatomie de Strasbourg.

Chinois.
Habitant de l'île Macassar (Célèbes).
Habitant de Bali (Archipel indien).

Le prix de chaque tête est de 10 fr., prise séparément; il sera fait une grande diminution aux musées qui en prendront un certain nombre.

ANATOMIE VÉGÉTALE.

Nous avons cru rendre un service à la science et au public en moulant sur nature les champignons comestibles et vénéneux les plus communs; la fidélité des formes et des couleurs rendent les méprises impossibles.

Le prix de chaque champignon est de 10 *fr.*

1. Agaricus edulis (Person), comestible très-estimé.
2. Agaricus livescens (Butsch), la bisote, comestible.
3. Boletus edulis (Person), bovinus (Lin.), comestible.
4. Agaricus longipes (Ballard), comestible d'après Person.
5. Lycoperdon gemmatum, médicinal.
6. Boletus scaber (Ball), comestible.
7. Agaricus cacopertus, Pomonæ, jaune à section longitudinale.
8. Agaricus campestris, L., Pomonæ, vertolus albus, à l'état jeune avant la séparation des chapeaux.
9. Agaricus ruffula, L., très-avancé, la rougeole ord., bois et forêts, comestible.
10. Hydnum repandum, comestible.
11. Agaricus integer, L., rousselette, comestible; certaines variétés âcres.
12. Agaricus muscarius, L., très-développé, très-vénéneux et médicinal.
13. Agaricus muscarius, L., à demi-développé.
14. Morchella esculenta, la morille, comestible très-estimé.
15. Boletus Luridus, ognon de loup, très-vénéneux.
16. Agaricus Pomonæ, A. de May, comestible très-estimé.
17. Boletus radicans, L., pain de loup, vénéneux.
18. Boletus felleus, amer, âcre.
19. Agaricus fuliginosus, comestible.

20. Agaricus cencheus, Ball, vénéneux.

21. Agaricus verrucosus, Roquo, umbrinus Person, vénéneux.

22. Boletus confluens, comestible.

23. Agaricus deliciosus, très-comestible.

24. Agaricus albus. L., lagerolle blanche ou l'oreille de lièvre, comestible.

25. Boletus luridus, avancé en âge, très-vénéneux.

FIN.

www.ingramcontent.com/pod-product-compliance
Ingram Content Group UK Ltd.
Pitfield, Milton Keynes, MK11 3LW, UK
UKHW021110290826
14628UKWH00014B/1560

9 782014 105186